食事療法おいしく続けるシリーズ

おかずレパートリー 腎臓病

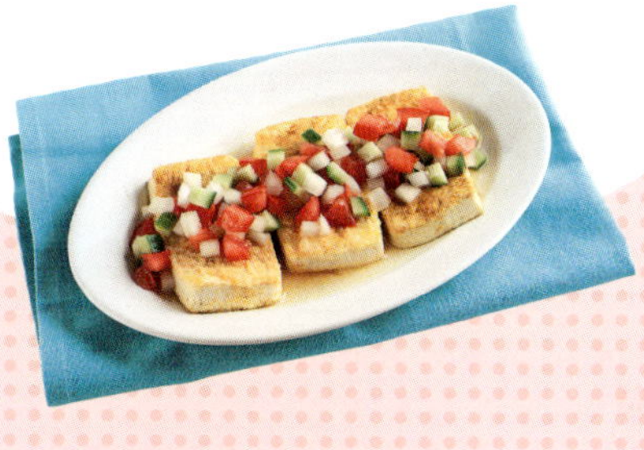

女子栄養大学出版部

はじめに

腎臓病の人は、「自分が病気である」という認識を
持ちづらい傾向があります。
腎臓に障害が起こっても、初期はほとんど無症状だからです。
健康診断などで腎機能の低下を指摘されたかたも、
ご自分の体調には、特に変化を感じていないのではないでしょうか。
そのような状態ですから、食生活を見直したからといって、
体調がよくなったり、数値が劇的に改善したりすることは、なかなかありません。
成果が目に見えづらいことを続けるのは、だれしもむずかしいものですね。
しかし、食事療法を継続することこそが、
あなたの腎臓を守るために、最も重要なことなのです。
長年慣れ親しんだ味つけや食習慣を変えるのはたいへんに思えますが、
無理のない範囲で、「ゆるく続ける」をキーワードに
できることからとり組んでみてください。

東京医科大学病院腎臓内科主任教授・栄養管理科部長　菅野義彦

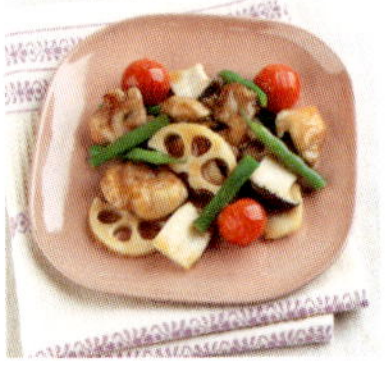
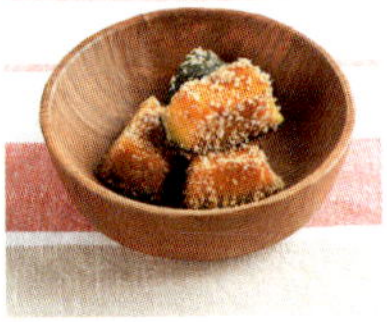
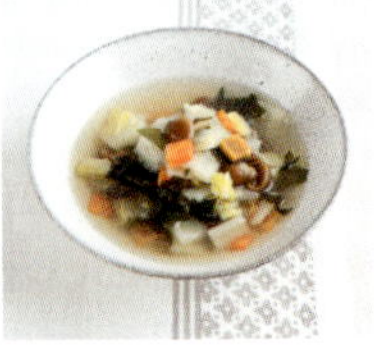

食べることが日常生活の楽しみであるというかたは多いでしょう。
楽しみは生きる励みです。
しかし、何の制限もなく好きなものを好きなだけ食べていれば、
腎臓病の悪化は避けられません。
私たちが一日の中で食事内容について選択する機会は、
２５０回以上もあるといわれます。
主食はごはんにするかパンにするか、量はどれくらいにするか、
フライにソースをかけるかかけないか、などなど……。
そうしたさまざまな選択の結果が、
自分の身体の状態に適したものであることがたいせつです。
身体に合った食べ物は、病気の進行を防ぐと同時に、
おいしく感じるものになっていくはずです。
皆さんが、食を楽しみながら食事療法を続けられることを願っています。

愛知学院大学心身科学部健康栄養学科　臨床栄養学教授
榎本眞理

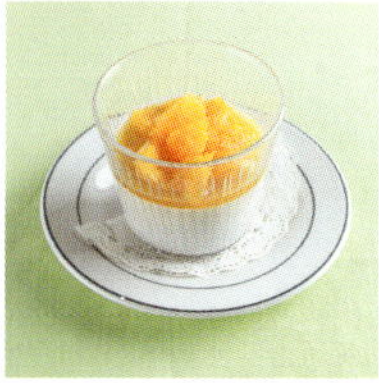
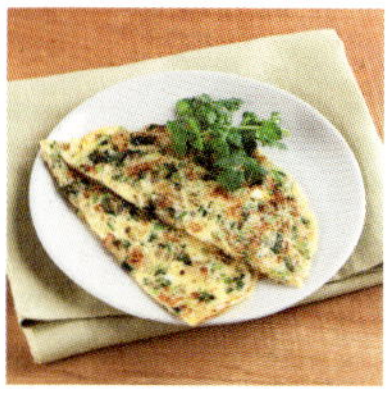
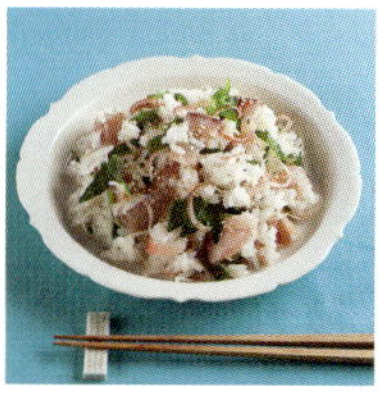

CONTENTS

Part 3

Part 4

本書の使い方

レシピについて

料理ごとの1人分のエネルギー、たんぱく質、塩分を表示。

主菜やごはん・パン・めんの料理には、慢性腎臓病（CKD）のステージをマークで表示。

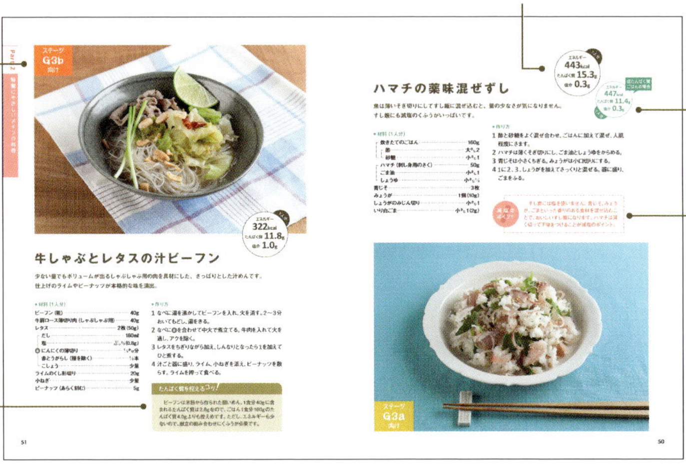

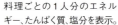

ごはんやパン、パスタを使った料理には、低たんぱく質ごはんなど、たんぱく質調整食品に代えた場合の栄養価も表示。

減塩のポイントについて解説しています。

肉や魚、卵などを使った料理では、たんぱく質を控えるコツを紹介しています。

● 食品（肉、魚介、野菜、くだものなど）の重量は、特に表記がない場合は、すべて正味重量です。正味重量とは、皮、骨、殻、芯、種など、食べない部分を除いた、実際に口に入る重量のことです。

● 材料の計量は、標準計量カップ・スプーンを使用しました。1カップ＝200mℓ、大さじ1＝15mℓ、小さじ1＝5mℓ、ミニスプーン※1＝1mℓ が基準です。95ページに、標準計量カップ・スプーンによる調味料などの重量表があります。

● 調味料は特に表記のない場合は、塩＝精製塩（食塩）、砂糖＝上白糖、酢＝穀物酢、しょうゆ＝濃い口しょうゆ（塩分 14.5%）、みそ＝淡色辛みそ（塩分 12.4%）や赤色辛みそ（塩分 13.0%）を使っています。

● だしはこんぶや削りガツオなどでとったものです。市販の顆粒和風だしをといて使う場合は、塩分が多めなので、加える調味料を控えめにしてください。

● フライパンはフッ素樹脂加工のものを使用しました。

● 電子レンジは、600Wのものを使用しました。お使いの電子レンジのW数がこれより小さい場合は加熱時間を長めに、大きい場合は短めにしてください。

そのほかの表記について

［材料］

材料は、「1人分」を基本に表示していますが、作りやすい分量として、「2人分」などで表示しているレシピもあります。この場合、でき上がりを人数分に等分した1人分の量を召し上がってください。

［エネルギーとカロリー］

エネルギーの量を表す単位がカロリー（cal）。1ℓの水を1℃上げるのに必要なエネルギー量が1kcalです。本書では、名称は「カロリー」ではなく、「エネルギー」「エネルギー量」と表記しています。

［塩分とは］

「塩分」とは、食塩相当量のこと。本書でも「塩分量」として表記されている重量は、食塩相当量（g）です。これは、食品に含まれるナトリウム量（mg）を合算した値に2.54を掛けて1000で割ったもの。たとえばナトリウム量2200mgの食品の場合は、2200×2.54÷1000≒5.6gとなります。

※ミニスプーン（1mℓ）は、少量の調味料などを計ることができるので便利。（お問い合わせ／女子栄養大学代理部　TEL03-3949-9371）

腎臓病と食事療法の
基礎知識

Part 1

症状を自覚しづらい腎臓病ですが、
身体の中ではどんな変化が起こっているのでしょうか。
腎臓の働きや腎臓病の特徴、治療について
しっかり理解しておきましょう。
そして、病気の進行を防ぐには、食事療法が欠かせません。
食生活で気をつけるべきことは何か、
まずは基本的な考え方を知ることがたいせつです。

※8〜17ページは『腎臓病の満足ごはん』（女子栄養大学出版部）の解説を抜粋、再編集したものです。病態について、さらにくわしく知りたい場合は参考にしてください。

腎臓の働きと腎臓病の特徴

腎臓は、尿を作って老廃物を排出します

腎臓は、背中側の左右の腰あたりに一つずつある、そら豆のような形をした臓器です。握りこぶしくらいの小さな臓器ですが、身体の状態を正常に保つ重要な役割を担っています。中でも最も重要なのが、「尿を作って、体内の老廃物や余分な水分を身体の外に排出する」働きです。

尿の原料は心臓から送られてくる血液です。その血液には身体を作るさいに細胞が活動したことでできるゴミ（老廃物や余分な水分）がたくさん含まれています。そこで腎臓は、血液を濾過《ろか》して尿を作り、体内のゴミをいっしょに捨ててくれます。

しかし、腎臓が悪くなり、機能が低下すると、尿を作ることができなくなってしまいます。そのため、老廃物や余分な水分が体内にたまったまま、排出できなくなってしまうのです。

腎臓病はいかに進行を遅らせるかがポイント

また、腎臓病の怖いところは、一度かかってしまうと治らないところです。悪くなった腎臓は、治療をしても元に戻すことはできません。腎臓病の治療は、現時点での腎臓の機能を「維持すること」が目的となります。

一方で腎臓病は、進行が非常に遅いのも特徴です。糖尿病や高血圧などを合併していなければ、尿検査で軽度の異常が発見されてから、腎不全と呼ばれるような深刻な状態になるまでには、数十年かかることもあります。できるだけ早く病気を発見し、適切な治療を継続して、できる限り進行を遅らせることがたいせつなのです。

腎臓病は進行が遅く、治らない病気

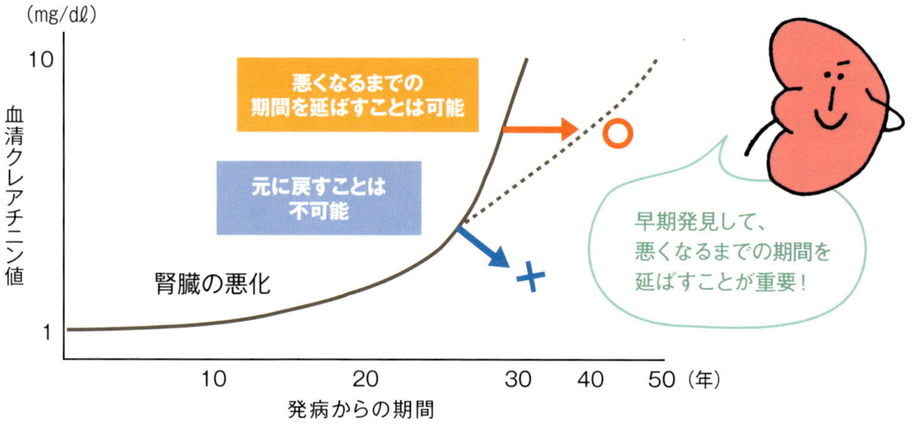

こんな症状が出てからでは遅い！

腎臓病を知らせるサイン

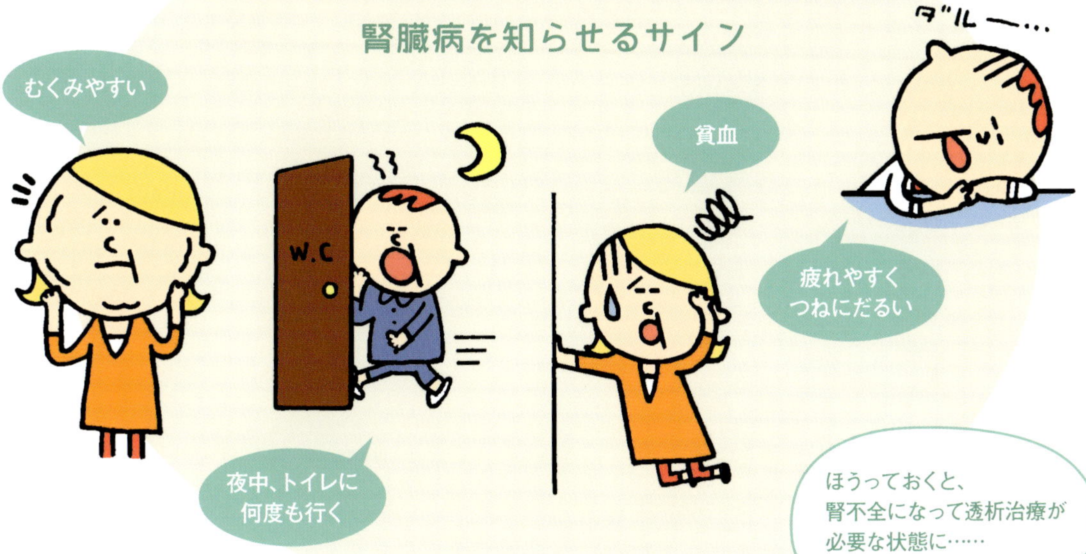
ダルー…
むくみやすい
貧血
W.C
疲れやすく
つねにだるい
夜中、トイレに
何度も行く

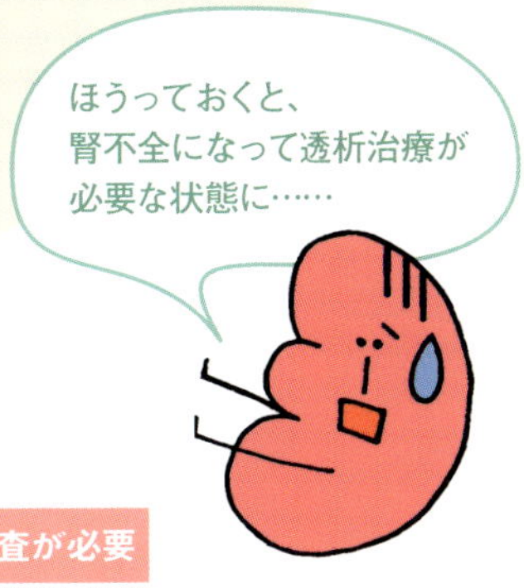
ほうっておくと、
腎不全になって透析治療が
必要な状態に……

尿検査ではココをチェック！

早期発見のためには定期的な検査を！

	正常	再検査が必要	くわしい検査が必要
尿たんぱく	「−」（1日0.15g未満）	「±」「＋」	「2＋」
尿潜血（血尿）	「−」	「＋」	

初期は自覚症状なし 尿検査でチェックを

早期発見が重要な腎臓病ですが、初期にはほとんど自覚症状がなく、見つけにくい病気でもあります。少し進行してくると、むくみやだるさなどの症状が出ることもありますが、その程度では病院に行こうと思わない人も多いようです。食欲不振、吐きけ、嘔吐、呼吸がしづらくなる、便秘、下痢、不眠、かゆみといった症状が現れるころには、腎臓病はかなり悪化しています。身体の不調を感じて受診した時点で、すぐに透析療法を受けなければならない人も多いのです。

透析療法とは器械を使って全身の血液に含まれるゴミをとり除く治療です。一般的に、専門施設で、週に2〜3回、4時間以上の治療が必要で、今までどおりの生活を送るのは困難になります。

早めに病気を発見するには、尿検査が有効です。尿たんぱくを調べることで、腎臓に障害があるかどうかがわかります。尿検査は、できれば年に2〜3回くらい受けることをおすすめします。

あなたの腎臓病はどの段階?

血液検査でわかる腎臓の機能

血液検査の結果表

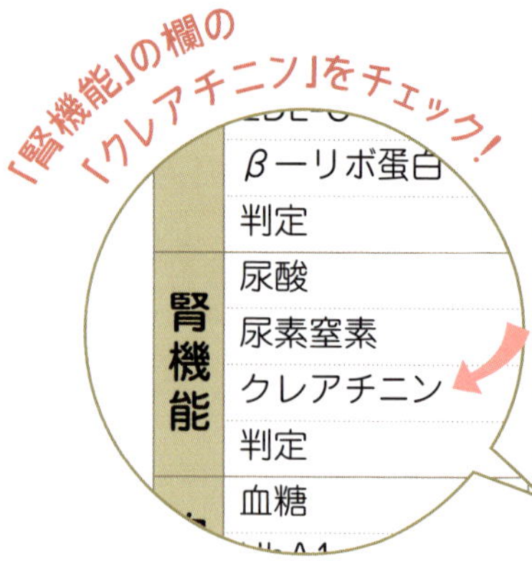

健診日検査項目		2017/5/11 328 空腹時採血	2016/5/11 328	2015/5/12 379	2014/5/15 479	参考値
血液一般	白血球数					3500 - 9100
	赤血球数	410	410	389	404	376 - 500
	ヘモグロビン	12.5	12.5	12.0	12.4	11.3 - 15.2
	ヘマトクリット					33.4 - 11.9
	血小板数					13.0 - 36.9
	血清鉄					40 - 170
	総鉄結合能					265 - 430
	判定	正常	正常	正常	正常	
肝機能	AST(GOT)	14	14	13	13	10 - 40
	ALT(GPT)	9	9	8	7	5 - 45
	γ-GTP	11	11	12	10	0 - 45
	総蛋白					6.7 - 8.3
	LDH					115 - 245
	総ビリルビン					0.2 - 1.1
	AL-P					110 - 360
	判定	正常	正常	正常	正常	
脂質	総コレステロール					130 - 199
	HDL-C	67	67	68	66	40 - 96
	中性脂肪	64	64	47	38	35 - 149
	LDL-C	82	82	94	79	70 - 139
	βーリポ蛋白					170 - 500
	判定	正常	正常	正常	正常	
腎機能	尿酸	5.1	4.9	4.4	4.5	2.5 - 7.0
	尿素窒素	16.2	15.8	15.2	15.7	8.0 - 22.0
	クレアチニン	0.6	0.6	0.7	0.7	0.4 - 0.8
	判定	正常	正常	正常	正常	
血糖	血糖	84	84	87	80	70 - 109
	HbA1c					4.3 - 5.4
	判定	正常	正常	正常	正常	
その他	PSA					0 - 4.0
	CRP					0 - 0.30
	判定					

※「クレアチニン」は「Cr」と略して表記されている場合もあります。

血清クレアチニンの基準値	男性	女性
	0.6～1.1 mg/dℓ	0.4～0.8 mg/dℓ

（基準値は施設によって異なります。）

血液検査で確認すべきは血清クレアチニン

腎機能が正常かどうか、どの程度低下しているかは、血液検査でわかります。特に、重要なのが、「血清クレアチニン」の数値です。クレアチニンとは、筋肉中のたんぱく質が分解されたときに出る物質で、身体から出る老廃物の一種です。本来は尿といっしょに排出されますが、腎臓の機能が低下していると、血液中に残ったままになってしまいます。そのため、腎機能の低下とともに、血液中のクレアチニンの濃度（血清クレアチニン値）は高くなっていくのです。

血清クレアチニンの値が、男性0.6～1.1mg／dℓ、女性0.4～0.8mg／dℓの範囲であれば、腎機能は正常と考えられます。10.0mg／dℓ以上になると、腎臓がほぼ機能していないと判断されます。

eGFR値でわかる腎臓病の進行度

血清クレアチニンの数値が、基準値より高ければ高いほど、腎臓病は進行していると考えられます。ただし、クレアチニンの値は、初期の腎臓病の診断には向いていません。腎機能が少し低下している程度では、血清クレアチニンの値は正常のままだからです。血清クレアチニンだけを見ていると、腎臓病の初期を見逃してしまうケースもあるので、注意が必要でしょう。

腎臓病の進行度を正確に診断するためには、GFR（糸球体濾《ろ》過《か》値）という値を調べる方法があります。この値は腎臓に老廃物を尿へ排出する機能がどれくらいあるかを示していて、値が低いほど腎機能が低下しています。しかし、GFRを調べる検査は非常に手間がかかり、結果が出るまでに時間がかかるのが難点です。

そこで、近年、よく用いられるようになったのがeGFRです。この値は血清クレアチニン、年齢、性別からわかるおおよそのGFRで、推算糸球体濾過値といいます。18歳以上であれば、算出することができます。なお、血清クレアチニンの値がいっしょでも、腎臓病の進行度が同じとは限りません。

自分のeGFRが知りたいかたは、18ページの早見表を確認してください。そこから判断した腎臓病のステージと重症度をもとに、医師と相談しながら、治療方針を決めていきましょう。

血清クレアチニンの値が同じでも、eGFR値は年齢や性別で異なります！

2人とも
血清クレアチニンの値は
1.0mg/dℓですが……

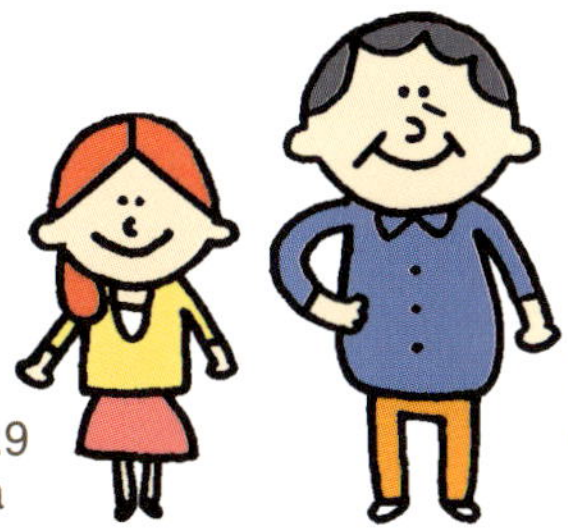

[25歳女性]
eGFR値：56.9
ステージ G3a

[55歳男性]
eGFR値：61.4
ステージ G2

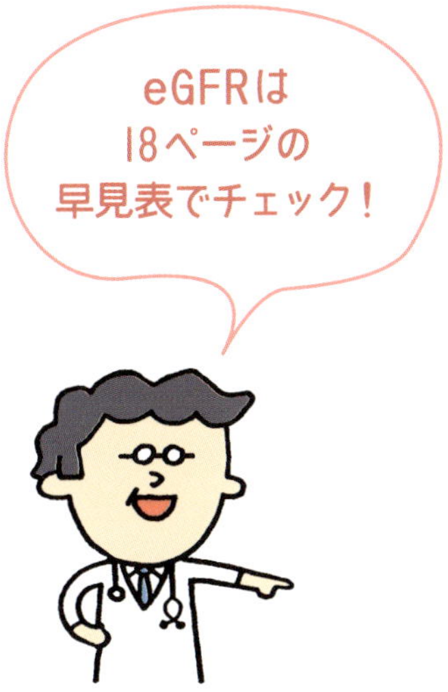

慢性腎臓病（CKD）のステージと重症度

ステージ	eGFR値	重症度
G1	90以上	正常
G2	60～89	正常または軽度低下
G3a	45～59	軽度～中等度低下
G3b	30～44	中等度～高度低下
G4	15～29	高度低下
G5	15未満	末期腎不全（ESRD）

腎臓病の治療は3本柱で!

薬・自己管理・食事が治療のポイント

腎臓は一度悪くなると元の状態に戻すことができないため、腎臓病の治療は、「現在の腎臓の機能を維持すること」が目標となります。第一に心がけるべきなのは、「腎臓に負担をかけないこと」です。医師、看護師、管理栄養士とチームを組み、「薬・自己管理・食事」という3つのポイントをおさえて、自分に合った治療法を組み立てましょう。

高血圧や糖尿病は、腎臓に負担をかけることがわかっています。これらの病気を合併している人は、症状を悪化させないよう、処方された薬は正しく服用してください。

そのうえで、自己管理の意識を持つこともたいせつです。血圧や血糖、体重を毎日測定し、自分の身体の状態をチェックする習慣を身につけましょう。

特に、腎臓と血圧は関係が深く、血圧が高い状態が続くと腎機能が低下します。睡眠不足や運動不足は血圧の上昇につながりますから、質のよい睡眠をとり、適度な運動を行なうことを心がけてください。

食事療法は食習慣の見直しから

腎臓病の治療で最も重要なのは食事です。栄養バランスのよい食事を規則正しく食べるようにしましょう。塩分やたんぱく質のとりすぎは腎臓の負担になるため、慢性腎臓病のステージと重症度（11ページ参照）に合わせた適量をとるようにする必要があります（くわしくは14～15ページで説明）。

腎臓に負担をかけない正しい食習慣を身につけるためには、まず、自分の食生活を把握することが重要です。

腎臓病の治療　3つのポイント

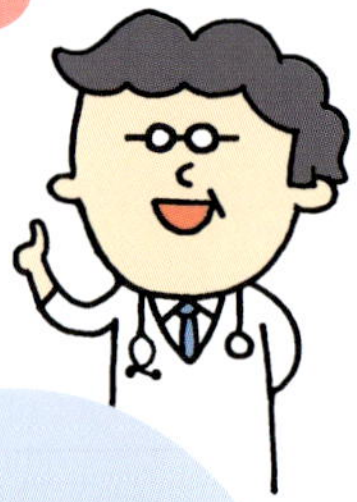

薬

高血圧の人は血圧を下げる、血糖値が高い人は血糖を下げるなど、既往症の改善で腎臓への負担を減らす。

自己管理

血圧や血糖、体重を測定し、自分の体の状態を毎日チェックすることを習慣づける。

食事

塩分を控えて栄養のバランスをととのえ、必要に応じてたんぱく質も制限する。腎臓に負担をかけない食事を心がける。

食事記録のとり方の例

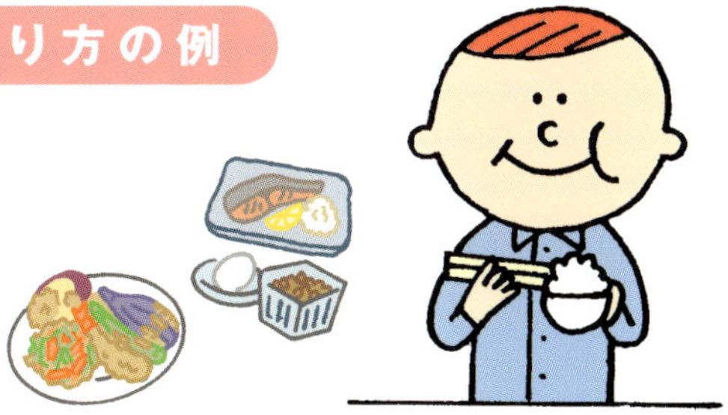

2018年　3月16日（金）				
	献立	材料	目安量・重量	栄養士メモ
朝食 時 分 (自宅)・外食	食パン コーヒー 卵	トースト バター ストレート 目玉焼き レタス	8枚切り1枚 1杯 1個	計
間食 時 分				計
昼食 時 分 自宅・(外食)	チャーハン（五目） ギョーザ スープ	チャーハン ギョーザ 中華スープ	1人前	計
間食 時 分				計
夕食 時 分 (自宅)・外食	お好み焼き コーヒー フルーツ	イカ、キャベツ 卵、小麦粉 油、ソース ストレート 桃・梨		計
間食 時 分				計
合計				

2018年　3月17日（土）				
	献立	材料	目安量・重量	栄養士メモ
朝食 時 分 (自宅)・外食	食パン コーヒー	トースト バター ストレート	8枚切り1枚 1杯	計
間食 時 分				計
昼食 時 分 (自宅)・外食	ごはん 魚 納豆	白米 サケ 大根おろし 納豆、卵、 しょうゆ	茶わん1杯 1切れ	計
間食 時 分	どら焼き		1個	計
夕食 時 分 自宅・(外食)	天ぷら ごはん みそ汁 デザート	野菜のかき揚げ エビ、さつま芋、 なす、アスパラ、 天つゆ シジミのみそ汁 アイスクリーム		計
間食 時 分				計
合計				

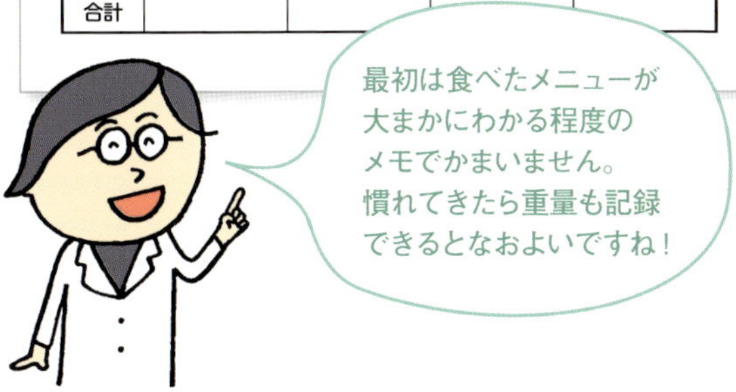
最初は食べたメニューが
大まかにわかる程度の
メモでかまいません。
慣れてきたら重量も記録
できるとなおよいですね！

がんばりすぎず、食事療法を「続ける」ことがたいせつ

上の図を参考に、とりあえず、3日間、食べたものをすべて記録してみてください。自分の食生活を改めてふり返ってみると、「家族の残り物を食べてたんぱく質のとりすぎになっている」「汁物をとりすぎている」など、知らず知らずに行なっている食べ方の癖や悪い習慣が見えてくるはずです。

記録したものは自分でチェックするだけでなく、病院の管理栄養士に見せて、正しく分析してもらいましょう。具体的な対策をアドバイスしてもらえるので、食事療法が始めやすくなります。

また、食事療法は「続けること」に意味があります。完璧を求めすぎないことも重要です。腎臓病はゆっくりと進行していく病気ですし、長くつき合っていかなければいけません。「ゆるく続ける」をキーワードに、まずは「一日に1食だけでも塩分を控えた栄養バランスのよい食事をする」という目標から始めてみましょう。

ここがポイント！ 腎臓病の食事

慢性腎臓病（CKD）ステージ別

たんぱく質、塩分、エネルギーの一日摂取目安量

この本での一日分の目安は……

ステージ		エネルギー	たんぱく質	塩分
ステージ G1・G2	たんぱく質制限は特にない。（CKD診療ガイドラインでは、1.0～1.3g/kg/日で考え、60～78g）	1600 kcal	70g 前後	10g 以下
ステージ G3a	たんぱく質制限あり。（CKD診療ガイドラインでは、0.8～1.0g/kg/日で考え、48～60g）	1600 kcal	60g 前後	6g 以下
ステージ G3b	たんぱく質制限あり。（CKD診療ガイドラインでは、0.6～0.8g/kg/日で考え、36～48g）	1600 kcal	40g 前後	6g 以下

※標準体重 60kg の人の場合

まずは一日10gの塩分量を目標に

腎臓病の食事療法で、まずいちばんにとり組むべきことは、減塩です。ではなぜ塩分を控えなければいけないのでしょうか。

　とりすぎた食塩は、本来、尿によって体外に排出されますが、腎臓の働きが悪くなると、それがむずかしくなります。食塩は身体の中で水と結びつくため、体内に食塩がたまると、余分な水もたまりやすくなります。すると、その分、血液量が多くなり、血圧が上がります。血圧が上がると腎臓に負担がかかり、さらに腎機能が低下していく……という悪循環になるのです。食塩の摂取量を控えれば、腎臓の負担を減らすことができます。

　具体的な目安としては、腎機能が低下している人（慢性腎臓病のステージが

G3a以降の人）は、一日6gまで制限する必要があります。けれども、一気にそこまで塩分量を減らそうとすると、つらくて食事療法を継続できない人も出てくるでしょう。まずは一日10gを目標に、徐々に減塩していくことをおすすめします。

たんぱく質量はCKDのステージに合わせて調整

慢性腎臓病の初期では、たんぱく質の軽い制限をします。たんぱく質のとりすぎが、なぜ腎臓によくないのかというと、たんぱく質を体内に消化・吸収するときに、老廃物が出るためです。血液中の老廃物は、腎臓で処理されて尿といっしょに排出されます。そのため、たんぱく質を多くとれば、それだけ腎臓が働かなければならなくなり、弱った腎臓に大きな負担となるのです。

腎臓病の人のたんぱく質摂取量の目安は、慢性腎臓病（CKD）のステージによって決まります（14ページ図）。自分の適量を知り、食べすぎないようにすることが必要です。魚や肉、卵、豆腐などの食品から、質のよいたんぱく質を適切な量とるようにしましょう。複数の食材からバランスよく摂取するのが理想的です。

エネルギー量は多すぎも少なすぎも×

食事療法を指導されると、「食べてはいけない」と思い込み、食事量を極端に減らしてしまう人がいますが、これは危険です。もちろん、食べすぎはいけませんが、栄養不足も腎臓によくありません。食事からのエネルギーが不足すると、筋肉中のたんぱく質を使ってエネルギーを補おうとするため、血液中の老廃物が増えて、腎臓の負担が増えてしまうからです。栄養不足によってやせたり筋力が低下したりすることも、身体に悪影響を及ぼします。

腎臓病の人の場合、一日の適正エネルギー量は1600kcalが目安です（標準体重60kgの場合）。たんぱく質を減らした分のエネルギーは主食などでしっかりと補ってください。

たんぱく質10gを含む食品の量

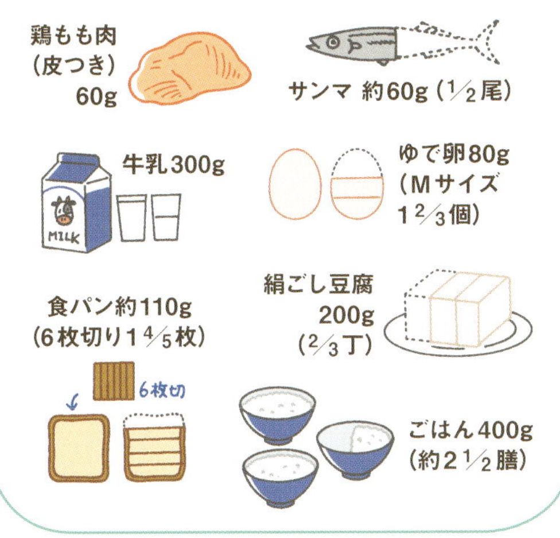

食塩1gを含む調味料の量

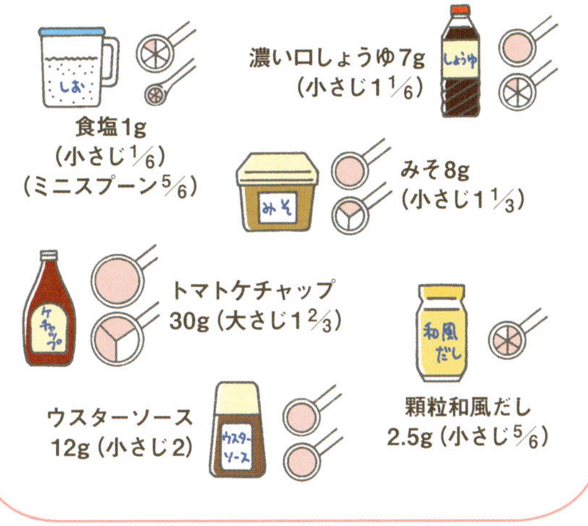

外食やお酒もくふうしだいで

メニューの選び方や食べ方にくふうを

食事制限があるからといって、外食をあきらめる必要はありません。毎日3食、家庭で手作りできるとは限りませんし、友人や家族と外で食事を楽しみたいときもあるでしょう。そんなときは、メニュー選びや食べ方をくふうすればOKです。

飲食店のメニューに栄養成分が表示されている場合は、塩分やたんぱく質、エネルギー量をチェックして料理を選びます。もし、表示がなければ、ラーメンやみそ煮などの塩分が多く味が濃いものや、アジフライ定食やカツ丼など、魚や肉が多くたんぱく質が多いものは避けたほうが無難です。定食についているみそ汁や漬物は残すか、注文時に断わったり量を半分に減らしたりしてもらうとよいでしょう。

食べ方のくふうによって、塩分のとりすぎを防ぐこともできます。たとえば、ラーメンを食べるときには、スープは極力飲まないで残すようにします。ラーメンのスープには、1杯分に5〜6gもの塩分が含まれているので、スープを残すことで大幅に減塩できるのです。そばやうどんなどでも同様です。刺し身やフライといった、あとからしょうゆやソースで味を足す料理には、調味料を直接「かける」よりも、小皿に出して「つける」ようにしましょう。調味料が少量ですむため、塩分を控えることができます。焼き魚は、すでに塩をふってあるので、しょうゆをかける必要はありません。

また、家での食事も同様ですが、よくかんで食べることもたいせつです。かむことで素材の味をしっかりと感じられるようになり、減塩に役立ちます。意識してかむ回数を増やしましょう。

外食のときのポイント

注文のとき
量を減らしてもらう

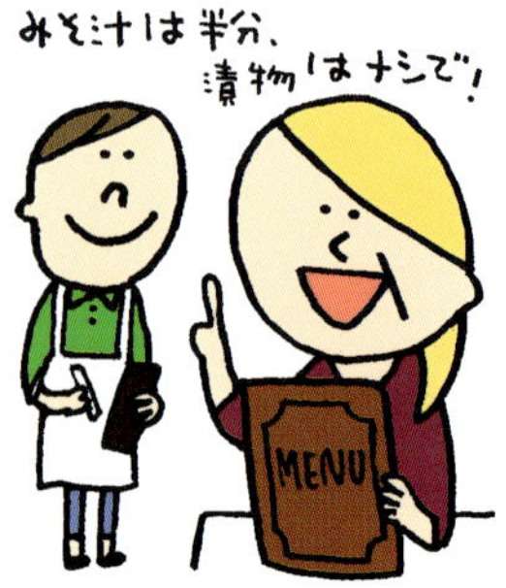
みそ汁は半分、漬物はナシで!
MENU

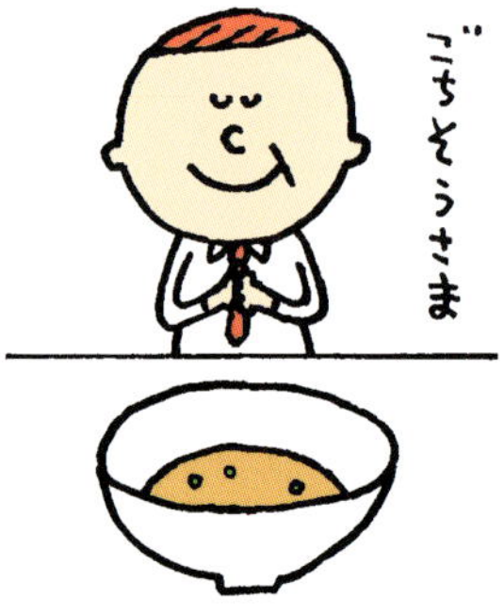
ごちそうさま

めん類のスープは
飲まない

しょうゆやソースは
かけずにつける

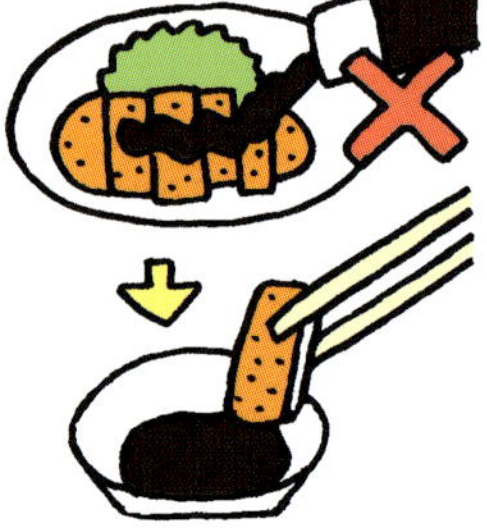

お酒の量＆おつまみの塩分に注意

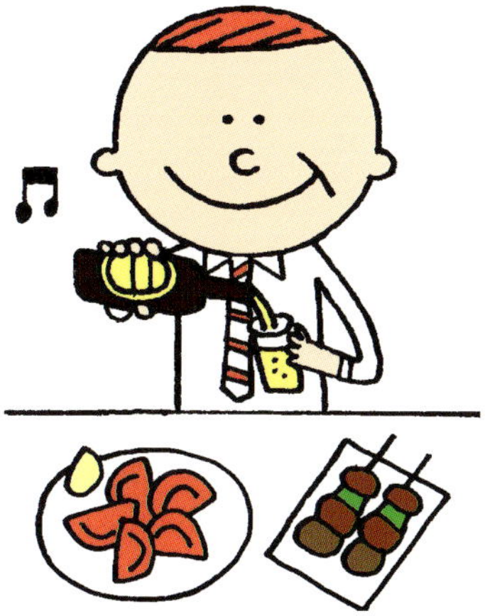

お酒は一日のアルコール摂取量を「20g以下」に

●アルコール20gの目安

（出所／公益社団法人アルコール健康医学協会）

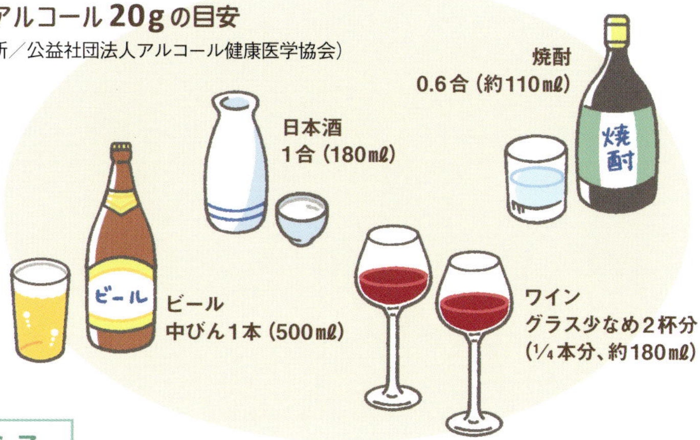
焼酎
0.6合（約110mℓ）
焼
酎
日本酒
1合（180mℓ）
ビール
ビール
中びん1本（500mℓ）
ワイン
グラス少なめ2杯分
（1/4本分、約180mℓ）

塩分の多いおつまみは控える

●おもなおつまみの塩分量とエネルギー　※1食分（1人分）の目安量です。

種類	エネルギー	塩分
枝豆	81 kcal	0.5g
ポテトサラダ	195 kcal	0.6g
ちくわの磯辺揚げ	249 kcal	0.7g
じゃこおろし	37 kcal	0.7g
揚げ出し豆腐	193 kcal	0.9g

種類	エネルギー	塩分
きんぴらごぼう	92 kcal	0.9g
鶏もも肉のから揚げ	263 kcal	1.0g
きゅうりの梅肉あえ	16 kcal	1.0g
焼きギョーザ（6個）	290 kcal	1.1g
イカリング揚げ	264 kcal	1.2g

『毎日の食事のカロリーガイド 改訂版』（女子栄養大学出版部）より

お酒は適量を守って おつまみの塩分に注意

腎臓病の場合、お酒とはどのようにつき合っていけばよいのでしょうか。アルコールは、腎臓に直接悪さはしませんので、飲んでもかまいません。ただし、お酒には利尿作用があるので、脱水にならないように充分に水分を補給してください。もちろん、飲みすぎは肝臓をはじめ身体の負担になるので、一日のアルコール摂取量は20g以下におさえましょう。

また、お酒を飲むときに、特に気をつけてほしいのがおつまみの選び方、食べ方です。おつまみには、味つけの濃い塩辛いものが多いので、何も考えずに食べていると、塩分をとりすぎてしまいます。なるべく塩分量の少ないおつまみを選び、食べすぎないようにしましょう。

ちなみに、タバコはというと、腎臓に直接ダメージを与えます。喫煙は血圧を上昇させたり、腎臓の毛細血管を傷つけたりするからです。喫煙習慣のある人は、きっぱりと禁煙することをおすすめします。

eGFR男女・年齢別早見表

- G1、G2
- G3a
- G3b
- G4
- G5

注）GFR区分は小数点以下2けたで考慮していますので、30mℓ/分/1.73㎡でもG4、15.0mℓ/分/1.73㎡でもG5としている部分があります。

男性用　血清Cr（クレアチニン）に基づくGFR推算式早見表（mℓ/分/1.73㎡）　eGFRcreat=194×$Cr^{-1.094}$×年齢（歳）$^{-0.287}$

血清Cr (mg/dℓ)	年齢													
	20	25	30	35	40	45	50	55	60	65	70	75	80	85
0.60	143.6	134.7	127.8	122.3	117.7	113.8	110.4	107.4	104.8	102.4	100.2	98.3	96.5	94.8
0.70	121.3	113.8	108.0	103.3	99.4	96.1	93.3	90.7	88.5	86.5	84.7	83.0	81.5	80.1
0.80	104.8	98.3	93.3	89.3	85.9	83.1	80.6	78.4	76.5	74.7	73.2	71.7	70.4	69.2
0.90	92.1	86.4	82.0	78.5	75.5	73.0	70.8	68.9	67.2	65.7	64.3	63.1	61.9	60.8
1.00	82.1	77.0	73.1	69.9	67.3	65.1	63.1	61.4	59.9	58.5	57.3	56.2	55.2	54.2
1.10	74.0	69.4	65.9	63.0	60.6	58.6	56.9	55.3	54.0	52.7	51.6	50.6	49.7	48.8
1.20	67.3	63.1	59.9	57.3	55.1	53.3	51.7	50.3	49.1	48.0	46.9	46.0	45.2	44.4
1.30	61.6	57.8	54.9	52.5	50.5	48.8	47.4	46.1	45.0	43.9	43.0	42.2	41.4	40.7
1.40	56.8	53.3	50.6	48.4	46.6	45.0	43.7	42.5	41.5	40.5	39.7	38.9	38.2	37.5
1.50	52.7	49.4	46.9	44.9	43.2	41.8	40.5	39.4	38.4	37.6	36.8	36.1	35.4	34.8
1.60	49.1	46.1	43.7	41.8	40.2	38.9	37.7	36.7	35.8	35.0	34.3	33.6	33.0	32.4
1.70	46.0	43.1	40.9	39.1	37.7	36.4	35.3	34.4	33.5	32.8	32.1	31.4	30.9	30.3
1.80	43.2	40.5	38.4	36.8	35.4	34.2	33.2	32.3	31.5	30.8	30.1	29.5	29.0	28.5
1.90	40.7	38.2	36.2	34.6	33.3	32.2	31.3	30.4	29.7	29.0	28.4	27.8	27.3	26.9
2.00	38.5	36.1	34.2	32.8	31.5	30.5	29.6	28.8	28.1	27.4	26.8	26.3	25.8	25.4
2.10	36.5	34.2	32.5	31.1	29.9	28.9	28.0	27.3	26.6	26.0	25.5	25.0	24.5	24.1
2.20	34.7	32.5	30.9	29.5	28.4	27.5	26.6	25.9	25.3	24.7	24.2	23.7	23.3	22.9
2.30	33.0	31.0	29.4	28.1	27.1	26.2	25.4	24.7	24.1	23.5	23.0	22.6	22.2	21.8
2.40	31.5	29.6	28.0	26.8	25.8	25.0	24.2	23.6	23.0	22.5	22.0	21.6	21.2	20.8
2.50	30.1	28.3	26.8	25.7	24.7	23.9	23.2	22.5	22.0	21.5	21.0	20.6	20.2	19.9
2.60	28.9	27.1	25.7	24.6	23.7	22.9	22.2	21.6	21.1	20.6	20.2	19.8	19.4	19.1
2.70	27.7	26.0	24.7	23.6	22.7	21.9	21.3	20.7	20.2	19.8	19.3	19.0	18.6	18.3
2.80	26.6	25.0	23.7	22.7	21.8	21.1	20.5	19.9	19.4	19.0	18.6	18.2	17.9	17.6
2.90	25.6	24.0	22.8	21.8	21.0	20.3	19.7	19.2	18.7	18.3	17.9	17.5	17.2	16.9
3.00	24.7	23.2	22.0	21.0	20.2	19.6	19.0	18.5	18.0	17.6	17.2	16.9	16.6	16.3
3.10	23.8	22.3	21.2	20.3	19.5	18.9	18.3	17.8	17.4	17.0	16.6	16.3	16.0	15.7
3.20	23.0	21.6	20.5	19.6	18.9	18.2	17.7	17.2	16.8	16.4	16.1	15.7	15.5	15.2
3.30	22.2	20.9	19.8	18.9	18.2	17.6	17.1	16.6	16.2	15.9	15.5	15.2	14.9	14.7
3.40	21.5	20.2	19.2	18.3	17.6	17.1	16.5	16.1	15.7	15.3	15.0	14.7	14.5	14.2
3.50	20.9	19.6	18.6	17.8	17.1	16.5	16.0	15.6	15.2	14.9	14.6	14.3	14.0	13.8
3.60	20.2	19.0	18.0	17.2	16.6	16.0	15.5	15.1	14.8	14.4	14.1	13.8	13.6	13.3
3.70	19.6	18.4	17.5	16.7	16.1	15.5	15.1	14.7	14.3	14.0	13.7	13.4	13.2	13.0
3.80	19.1	17.9	17.0	16.2	15.6	15.1	14.7	14.3	13.9	13.6	13.3	13.0	12.8	12.6
3.90	18.5	17.4	16.5	15.8	15.2	14.7	14.2	13.9	13.5	13.2	12.9	12.7	12.4	12.2
4.00	18.0	16.9	16.0	15.3	14.8	14.3	13.9	13.5	13.1	12.8	12.6	12.3	12.1	11.9

女性用　血清Cr（クレアチニン）に基づくGFR推算式早見表（mℓ/分/1.73㎡）　eGFRcreat=194×$Cr^{-1.094}$×年齢（歳）$^{-0.287}$ **×0.739**

血清Cr (mg/dℓ)	年齢													
	20	25	30	35	40	45	50	55	60	65	70	75	80	85
0.60	106.1	99.5	94.5	90.4	87.0	84.1	81.6	79.4	77.4	75.7	74.1	72.6	71.3	70.0
0.70	89.6	84.1	79.8	76.3	73.5	71.0	68.9	67.1	65.4	63.9	62.6	61.3	60.2	59.2
0.80	77.5	72.7	68.9	66.0	63.5	61.4	59.5	57.9	56.5	55.2	54.1	53.0	52.0	51.1
0.90	68.1	63.9	60.6	58.0	55.8	54.0	52.3	50.9	49.7	48.6	47.5	46.6	45.7	45.0
1.00	60.7	56.9	54.0	51.7	49.7	48.1	46.6	45.4	44.3	43.3	42.4	41.5	40.8	40.1
1.10	54.7	51.3	48.7	46.6	44.8	43.3	42.0	40.9	39.9	39.0	38.2	37.4	36.7	36.1
1.20	49.7	46.6	44.2	42.3	40.7	39.4	38.2	37.2	36.3	35.4	34.7	34.0	33.4	32.8
1.30	45.5	42.7	40.5	38.8	37.3	36.1	35.0	34.1	33.2	32.5	31.8	31.2	30.6	30.1
1.40	42.0	39.4	37.4	35.8	34.4	33.3	32.3	31.4	30.6	29.9	29.3	28.7	28.2	27.7
1.50	38.9	36.5	34.7	33.2	31.9	30.9	29.9	29.1	28.4	27.8	27.2	26.6	26.2	25.7
1.60	36.3	34.0	32.3	30.9	29.7	28.8	27.9	27.1	26.5	25.9	25.3	24.8	24.4	24.0
1.70	34.0	31.9	30.2	28.9	27.8	26.9	26.1	25.4	24.8	24.2	23.7	23.2	22.8	22.4
1.80	31.9	29.9	28.4	27.2	26.1	25.3	24.5	23.9	23.3	22.7	22.3	21.8	21.4	21.1
1.90	30.1	28.2	26.8	25.6	24.6	23.8	23.1	22.5	21.9	21.4	21.0	20.6	20.2	19.8
2.00	28.4	26.7	25.3	24.2	23.3	22.5	21.9	21.3	20.7	20.3	19.8	19.5	19.1	18.8
2.10	26.9	25.3	24.0	23.0	22.1	21.4	20.7	20.2	19.7	19.2	18.8	18.4	18.1	17.8
2.20	25.6	24.0	22.8	21.8	21.0	20.3	19.7	19.2	18.7	18.3	17.9	17.5	17.2	16.9
2.30	24.4	22.9	21.7	20.8	20.0	19.3	18.8	18.2	17.8	17.4	17.0	16.7	16.4	16.1
2.40	23.3	21.8	20.7	19.8	19.1	18.5	17.9	17.4	17.0	16.6	16.3	15.9	15.6	15.4
2.50	22.3	20.9	19.8	19.0	18.3	17.6	17.1	16.7	16.2	15.9	15.5	15.2	15.0	14.7
2.60	21.3	20.0	19.0	18.2	17.5	16.9	16.4	16.0	15.6	15.2	14.9	14.6	14.3	14.1
2.70	20.5	19.2	18.2	17.4	16.8	16.2	15.7	15.3	14.9	14.6	14.3	14.0	13.8	13.5
2.80	19.7	18.5	17.5	16.8	16.1	15.6	15.1	14.7	14.4	14.0	13.7	13.5	13.2	13.0
2.90	18.9	17.8	16.9	16.1	15.5	15.0	14.6	14.2	13.8	13.5	13.2	13.0	12.7	12.5
3.00	18.2	17.1	16.2	15.5	15.0	14.5	14.0	13.6	13.3	13.0	12.7	12.5	12.3	12.0
3.10	17.6	16.5	15.7	15.0	14.4	13.9	13.5	13.2	12.8	12.5	12.3	12.0	11.8	11.6
3.20	17.0	15.9	15.1	14.5	13.9	13.5	13.1	12.7	12.4	12.1	11.9	11.6	11.4	11.2
3.30	16.4	15.4	14.6	14.0	13.5	13.0	12.6	12.3	12.0	11.7	11.5	11.2	11.0	10.9
3.40	15.9	14.9	14.2	13.5	13.0	12.6	12.2	11.9	11.6	11.3	11.1	10.9	10.7	10.5
3.50	15.4	14.5	13.7	13.1	12.6	12.2	11.8	11.5	11.2	11.0	10.8	10.5	10.4	10.2
3.60	14.9	14.0	13.3	12.7	12.2	11.8	11.5	11.2	10.9	10.7	10.4	10.2	10.0	9.9
3.70	14.5	13.6	12.9	12.4	11.9	11.5	11.1	10.8	10.6	10.3	10.1	9.9	9.7	9.6
3.80	14.1	13.2	12.5	12.0	11.5	11.2	10.8	10.5	10.3	10.0	9.8	9.6	9.5	9.3
3.90	13.7	12.8	12.2	11.7	11.2	10.8	10.5	10.2	10.0	9.8	9.6	9.4	9.2	9.0
4.00	13.3	12.5	11.9	11.3	10.9	10.6	10.2	10.0	9.7	9.5	9.3	9.1	8.9	8.8

※酵素法で測定したCr値を用いてください。18歳以上にのみ適用可能です。小児には使用できません。

出所／日本腎臓病学会「CKD診療ガイド2012」

腎臓にやさしい
メインの料理

Part 2

腎臓の機能を維持するためには、
たんぱく質をとりすぎないように心がけ、
できるだけ腎臓に負担をかけないことがたいせつです。
ここでは、たんぱく質を控えつつも、
おいしくしっかり食べられる主菜や主食のレシピを紹介します。
気になる塩分もおさえてあるので安心です。

肉の主菜

肉は、種類や部位によってたんぱく質の量が違いますが、
1食分として適切な量は40～60gくらいです。
もの足りなさを感じさせない調理のくふうと
減塩のアイデアを盛り込んだ、
おいしくてたんぱく質控えめの肉料理を紹介します。

ポークソテー ノルマンディ風

ノルマンディ風とは、りんごを使った料理のこと。
りんごの甘味と酸味は豚肉と相性がよく、味のアクセントになります。

1人分
エネルギー 300kcal
たんぱく質 13.7g
塩分 0.5g

◆材料（1人分）

豚ロース肉（しょうが焼き用）	2枚（60g）
小麦粉	少量
オリーブ油	大さじ1/2
りんご	皮つき1/4個（50g）
玉ねぎ	1/4個（50g）
にんじん・ブロッコリー	各20g
湯	2/5カップ
塩	ミニスプーン1/3（0.4g）
こしょう	少量

◆作り方

1 りんご、玉ねぎはくし形に切る。
2 にんじんは5㎜厚さの輪切りにしてあれば菊型で抜き、ゆでる。ブロッコリーは小房に分けてゆでる。
3 フライパンにオリーブ油を中火で熱し、豚肉に小麦粉をまぶしてこんがりと焼く。りんご、玉ねぎ、にんじんを加えて湯を注ぐ。塩とこしょうをふってふたをし、10～12分煮る。
4 りんごと玉ねぎがやわらかくなり、ほとんど汁けがなくなったら、ブロッコリーを加え、火を消す。

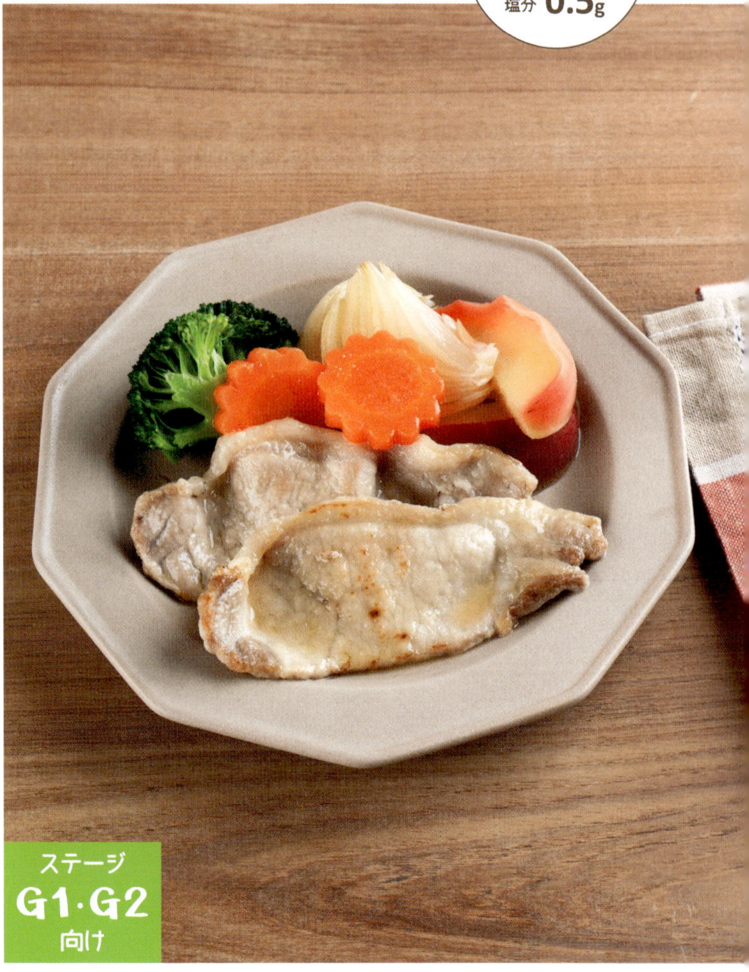

ステージ G1・G2 向け

たんぱく質を控えるコツ！

ポークソテー用ではなくしょうが焼き用の豚肉を使うことで、枚数が増えて同じ量でもより満足感が得られます。

ステージ
G1・G2
向け

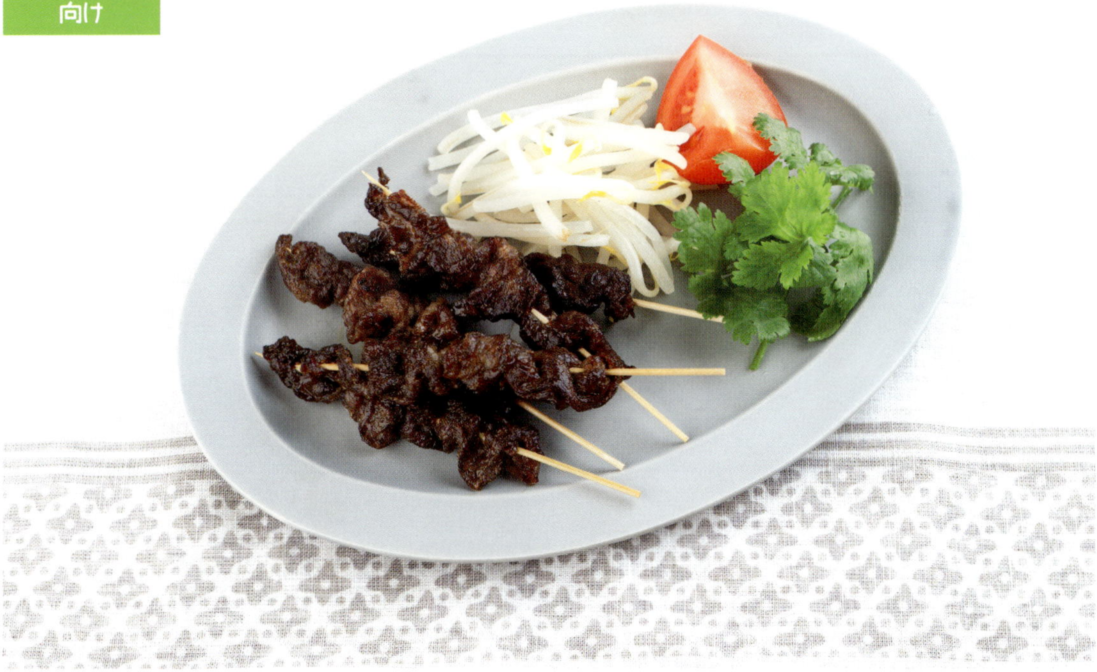

牛肉のサテ

1人分
エネルギー 161kcal
たんぱく質 13.0g
塩分 0.5g

カレー風味のインドネシア風の串焼きには、食べる楽しさもあります。
竹串が太いと肉の量が少なく見えてしまうので、細めの串を使いましょう。

◆材料（1人分）

牛ももこま切れ肉……60g
ⓐ
- しょうゆ……小さじ1/2
- 砂糖……小さじ1/2
- カレー粉……小さじ1/4
- オリーブ油……小さじ1

もやし・トマト……各20g
香菜《しゃんつあい》……少量

◆作り方

1 牛肉にⓐをもみこむ。
2 1を5等分し、竹串1本ずつに縫うように刺す。
3 グリルで5～6分、こんがりと焼いて火を通す。
4 もやしはひげ根を除いてゆでる。
5 3を器に盛り、もやし、トマト、香菜《しゃんつあい》を添える。

たんぱく質を控えるコツ！

肉は脂身が多いほどたんぱく質の量が少なくなります。牛肉の場合、輸入牛より国産牛や和牛のほうが脂が多いので、全体的にたんぱく質がやや少なめ。それほど大きな差ではありませんが、肉を選ぶときの参考にしましょう。
※本書の栄養価は国産牛（乳用肥育牛）の値です。

豚肉のビードロ煮

1人分
エネルギー 280kcal
たんぱく質 12.4g
塩分 0.8g

**ごろっと大きめに切った野菜とこんにゃくでボリュームアップ。
ほっとする甘辛味がごはんに合います。好みで煮汁におろししょうがを加えても。**

◆材料（1人分）

豚ロース薄切り肉	60g
塩	ミニスプーン1/6（0.2g）
かたくり粉	少量
にんじん	20g
セロリ	20g
ピーマン	20g
こんにゃく	小1/3枚（50g）
油	大さじ1/2
ⓐ だし	1/4カップ
ⓐ しょうゆ	小さじ1/2
ⓐ みりん	小さじ1/2
ごま油	小さじ1/2

◆作り方

1 豚肉は一口大に切って塩をふる。
2 にんじん、セロリ、ピーマンは小さめの乱切りにする。にんじんはゆでる。
3 こんにゃくは5㎜厚さの色紙切りにし、下ゆでする。
4 フライパンに油を中火で熱し、1にかたくり粉をまぶしてこんがりと焼く。火が通ったら、にんじん、セロリ、こんにゃくを加えて軽くいためる。
5 ⓐを加えて汁けがなくなるまでいため、ピーマンを加えて火を通す。ごま油を加えて香りをつける。

減塩のポイント
汁けがなくなるまでしっかりといため煮にしましょう。豚肉にまぶしたかたくり粉が煮汁にとけ出して自然なとろみがつき、味がからみやすくなります。

ステージ
G3a
向け

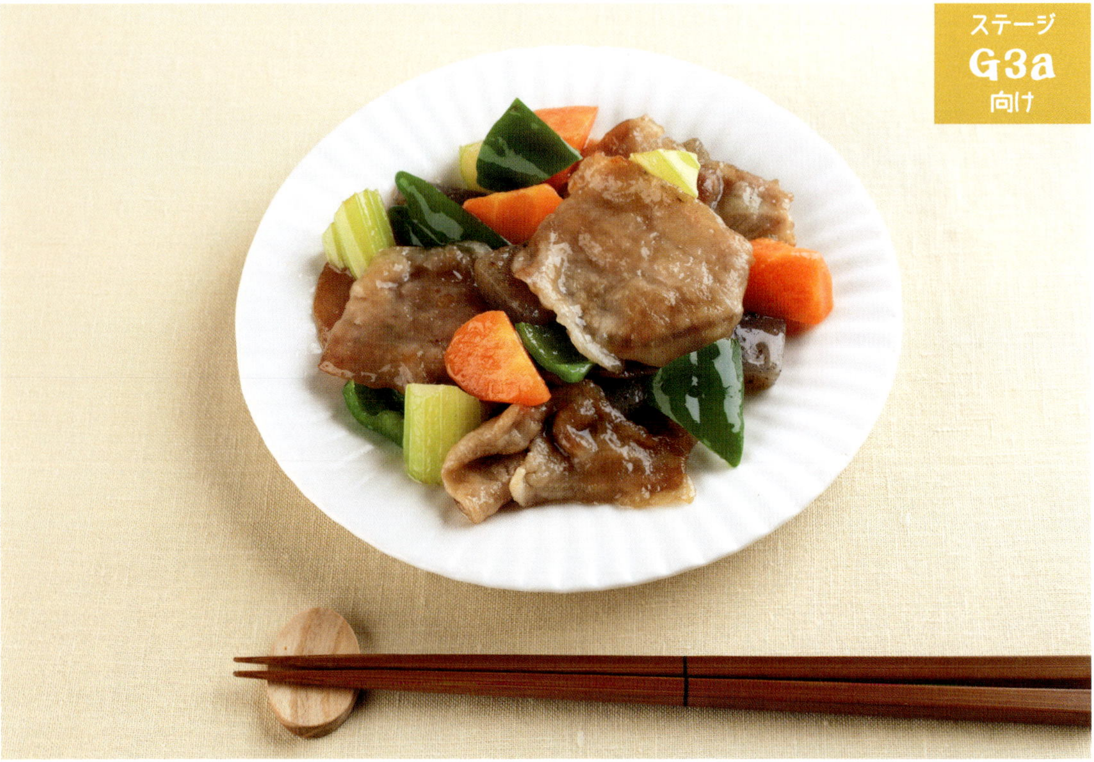

ステージ
G3a
向け

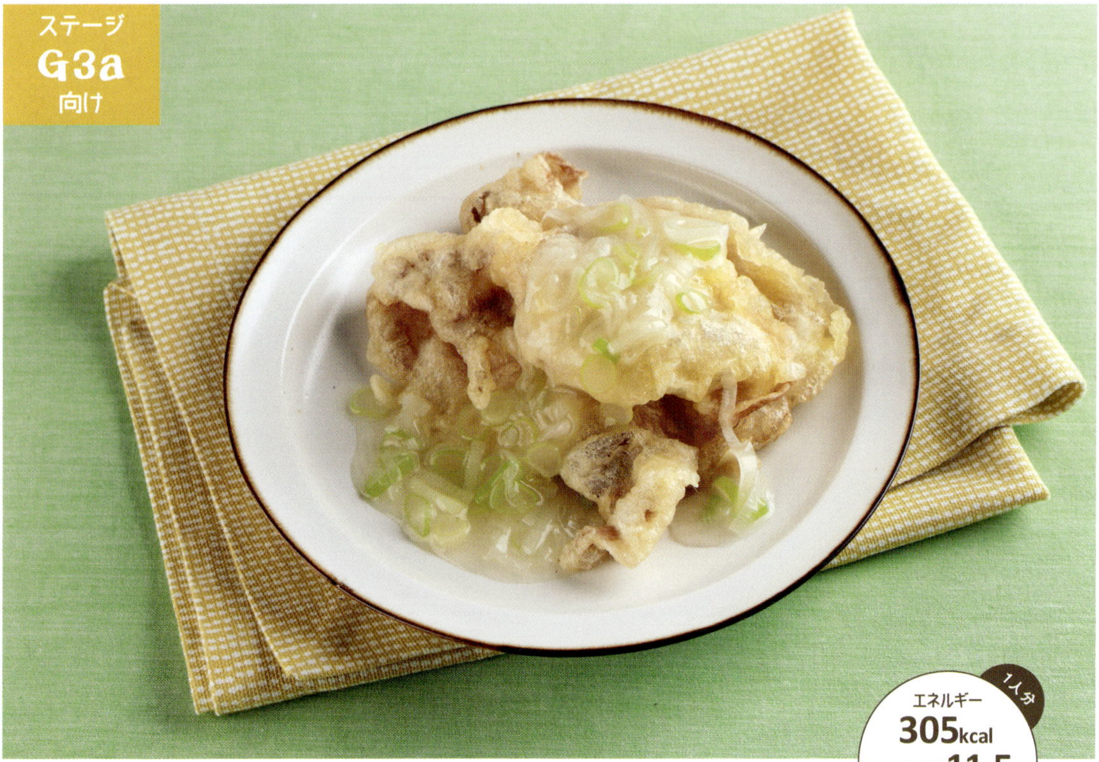

1人分
エネルギー 305kcal
たんぱく質 11.5g
塩分 0.6g

豚肉の天ぷら ねぎあんかけ

肉の揚げ物ですが、ねぎ入りのあんであっさりと食べられます。
あんは食べる直前にかけるようにすると、揚げたてのカリッとした食感を楽しめます。

◆ 材料（1人分）

豚ロース薄切り肉……60g
- 天ぷら粉……15g
- 水……小さじ4

揚げ油……適量
ねぎ……20g
ごま油……小さじ1

ⓐ
- だし……2/5カップ
- 塩……ミニスプーン1/3（0.4g）
- こしょう……少量

- かたくり粉……小さじ1
- 水……小さじ1

◆ 作り方

1 ねぎあんを作る。ねぎは小口切りにする。なべにごま油を中火で熱してねぎをいため、しんなりとなったらⓐを加える。2～3分煮立て、水どきかたくり粉を加えてとろみをつける。
2 天ぷら粉と水をなめらかになるまでよく混ぜる。
3 揚げ油を170～180℃に熱し、豚肉に2をからめてカラリと揚げる。
4 油をきって器に盛り、1をかける。

たんぱく質を控えるコツ!

薄切り肉を天ぷらにすることでボリュームが出ます。たんぱく質は控えめですが、エネルギーをしっかりとることができるので、エネルギー不足のときにおすすめです。

鶏団子のたき合わせ

1人分
エネルギー 140kcal
たんぱく質 12.2g
塩分 0.8g

やさしい味わいの和風の煮物ですが、
野菜入りの鶏団子は大ぶりで食べごたえがあり、肉料理らしい満足感を味わえます。

◆材料（1人分）

ⓐ
- 鶏ひき肉……60g
- セロリ……20g
- ねぎ……10g
- しょうがのみじん切り……小さじ1/2
- 塩……ミニスプーン1/3（0.4g）

かぶ……30g
にんじん……20g
かぶの葉（あれば）……5g
しめじ……1/4パック（25g）
だし……1/2カップ
しょうゆ……ミニスプーン1（1.2g）

◆作り方

1 セロリとねぎはみじん切りにし、ⓐの材料をすべて混ぜ合わせる。
2 かぶとにんじんは食べやすい大きさに切り、にんじんはゆでる。かぶの葉があればゆでる。しめじは石づきを除いてほぐす。
3 なべにだしとしょうゆを合わせて中火で煮立て、1を一口大に丸めて加える。外側の色が変わったらかぶ、にんじんを加え、ふたをして8～10分煮る。
4 野菜がやわらかくなったらしめじを加え、ひと煮して火を消す。器に盛り合わせ、かぶの葉を添える。

たんぱく質を控えるコツ!

鶏団子のたねにセロリとねぎを混ぜ込むことで、かさが増えるとともに、肉の臭み消しにもなります。

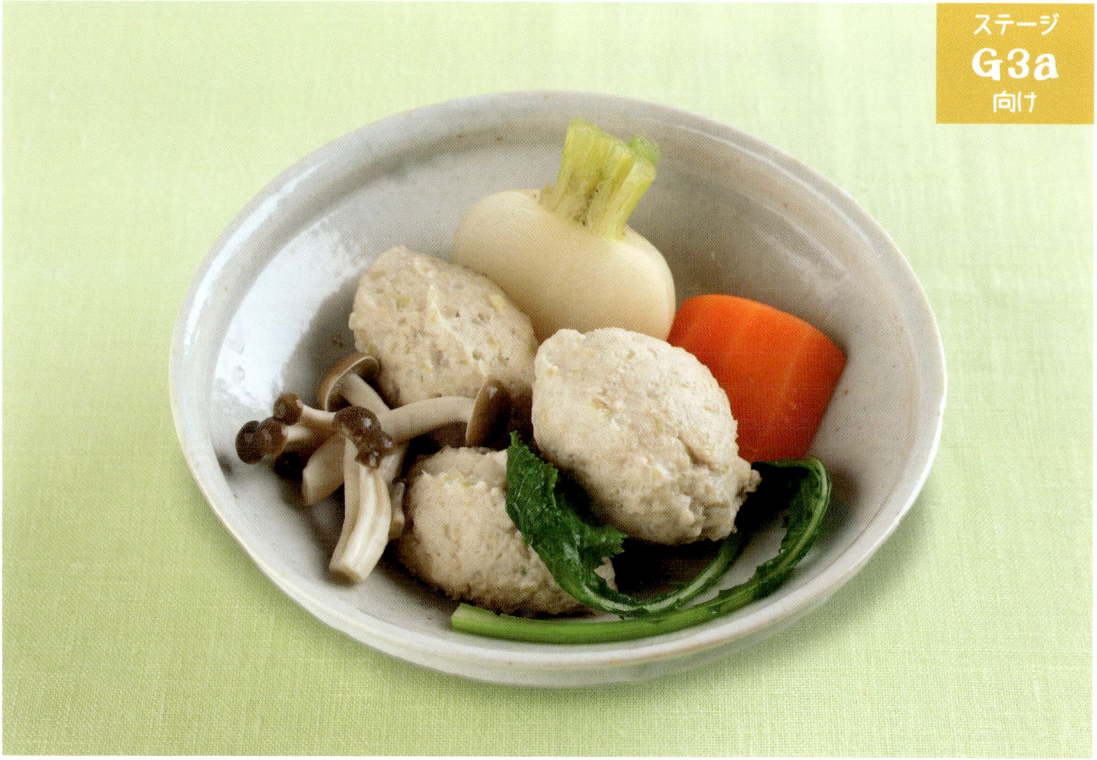

ステージ G3a 向け

ステージ
G3a
向け

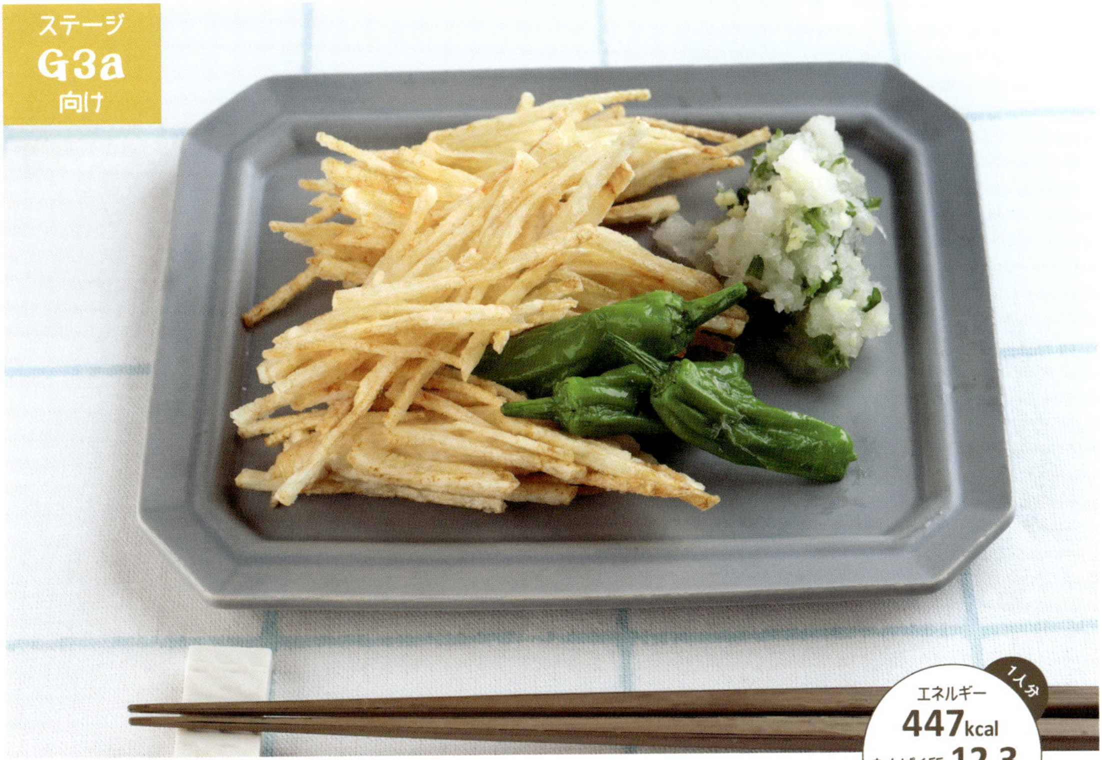

1人分
エネルギー 447kcal
たんぱく質 12.3g
塩分 0.1g

鶏ささ身の芋衣揚げ

芋衣のじゃが芋のカリカリとした食感が食欲をそそります。
甘酢と薬味を混ぜたおろし大根といっしょに食べると、さっぱりとして減塩にもなります。

◆材料（1人分）

- 鶏ささ身（筋なし）……40g
- こしょう……少量
- 天ぷら粉……15g
- 水……小さじ4
- じゃが芋……大½個（80g）
- かたくり粉……小さじ2
- ししとうがらし……3本（10g）
- 揚げ油……適量
- 大根……80g
- ⓐ
  - しょうがのみじん切り……小さじ½
  - 青じそ（細かくちぎる）……3枚
  - 酢……大さじ1
  - 砂糖……小さじ1

◆作り方

1 ささ身は一口大のそぎ切りにし、こしょうをふる。
2 天ぷら粉と水をなめらかになるまでよく混ぜる。
3 じゃが芋は細切りにして、かたくり粉をまぶす。
4 大根はすりおろし、汁けをきってⓐを混ぜ合わせる。
5 1のささ身に2をからめて3の芋衣をつけ、170〜180℃に熱した揚げ油でカラリと揚げる。ししとうがらしは切り目を入れて、素揚げにする。
6 器に5のささ身とししとうを盛り合わせ、4を添える。

たんぱく質を控えるコツ！

鶏ささ身はたんぱく質の多い部位なので、肉の量は少なめにします。その分、小さめに切り分け、細切りのじゃが芋を衣にすることで大幅にボリュームアップしています。

鶏肉の黒酢あん

鶏肉の量は少なめですが、いろいろな野菜と組み合わせることで
食感のバリエーションも楽しめて、満足感を得られる一品になります。

1人分
エネルギー 228kcal
たんぱく質 10.4g
塩分 0.5g

◆材料（1人分）

	鶏もも肉（皮つき）	50g
	塩	ミニスプーン1/6(0.2g)
	かたくり粉	少量
エリンギ		小1本(30g)
れんこん		20g
ミニトマト		小3個(20g)
さやいんげん		2本(15g)
a	黒酢	大さじ2
a	水	小さじ1
a	しょうゆ	小さじ1/4
a	砂糖	小さじ1
a	かたくり粉	小さじ1/2
油		大さじ1/2

◆作り方

1 鶏肉は小さめの一口大に切って塩をふり、かたくり粉をまぶす。
2 エリンギは一口大に切り、れんこんは7㎜厚さの半月切りにする。ミニトマトはへたを除く。いんげんは筋を除いて2㎝長さに切ってゆでる。
3 ボールにaを混ぜ合わせる。
4 フライパンに油を中火で熱し、1をこんがりと焼いて火を通す。れんこん、エリンギを加えていため、火が通ったらミニトマト、いんげんを加える。
5 3を加えて混ぜながら煮立て、とろみをつける。

減塩のポイント
黒酢は穀物酢や米酢よりもこくがあり、塩分を控えてもしっかりした味に仕上がります。加熱すると酸味の角がとれ、まろやかな味わいに。

ステージ G3b 向け

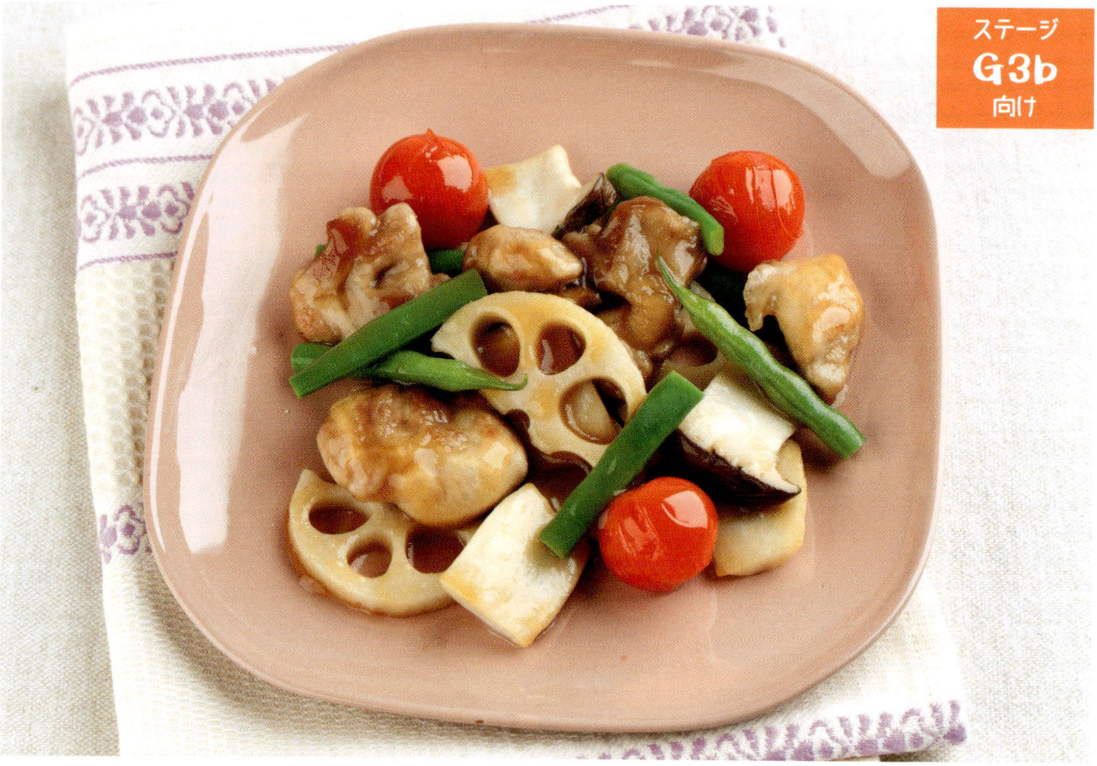

ステージ G3b 向け

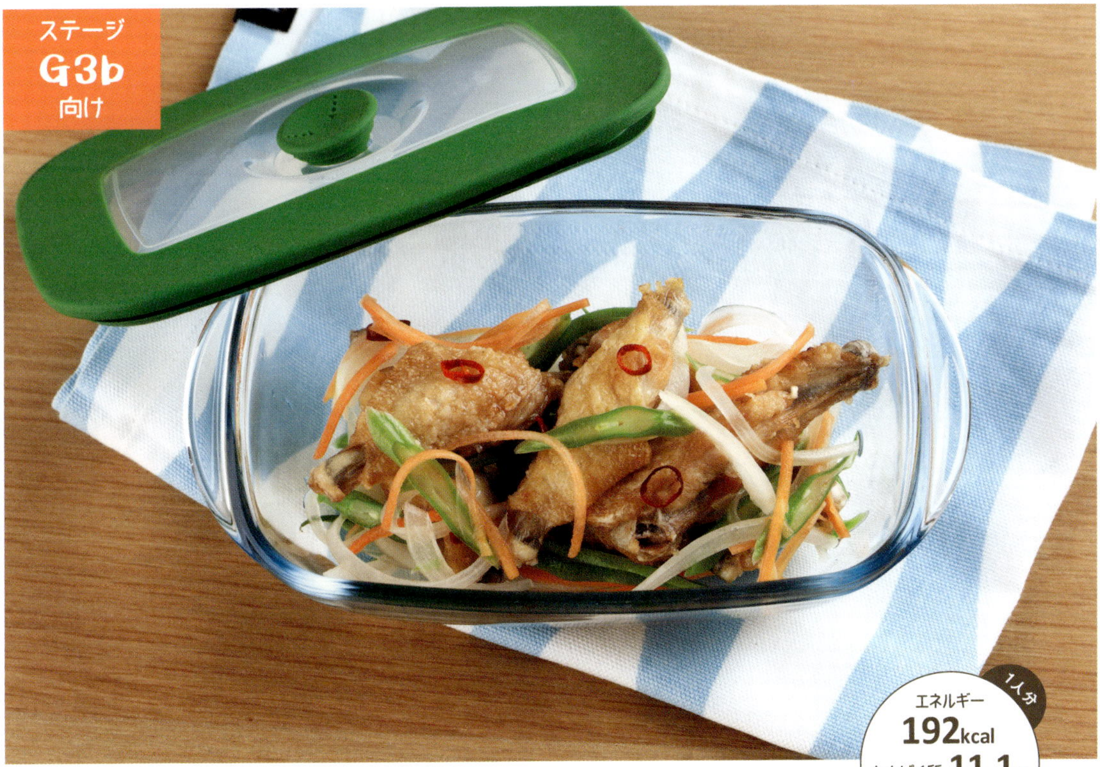

1人分
エネルギー 192kcal
たんぱく質 11.1g
塩分 0.1g

鶏手羽の南蛮漬け

素揚げにした鶏手羽の香ばしさと、南蛮酢の酸味と辛味で、塩分ほぼゼロなのにおいしい！鶏手羽が熱いうちに漬け込んで味をなじませるのがポイントです。

◆材料（1人分）

鶏手羽中（スペアリブ）
…………………4本（骨つきで80g、正味60g）
揚げ油……………………………………………適量
玉ねぎ……………………………………………20g
さやいんげん…………………………2本（15g）
にんじん…………………………………………10g
ⓐ 酢………………………………………大さじ2
ⓐ レモン汁…………………………………大さじ1
ⓐ 赤とうがらしの輪切り（種を除く）…………少量

◆作り方

1 玉ねぎは薄切り、いんげんは筋を除いて斜め薄切り、にんじんはせん切りにし、バットに広げる。
2 揚げ油を150～160℃に熱し、鶏肉を6～7分かけてカラリと揚げる。
3 油をきって、熱いうちに1に加え、ⓐをかける。
4 ときどき混ぜながら、20～30分おいて味をなじませる。

たんぱく質を控えるコツ！

骨つき肉は見た目にもボリュームがあり、食べるのに時間がかかるので、少量でも満足感を得やすい食材です。鶏手羽中は、骨を除くと1本15gくらいなので、この料理の肉の量は正味60g程度になります。

豚ひき肉のトマト詰め煮

トマトをはじめ野菜の味が引き出され、減塩でも深い味わい。
くりぬいたトマトの種の部分もいっしょに煮ることでうま味が増します。

1人分
エネルギー **147kcal**
たんぱく質 **9.8g**
塩分 **0.5g**

◆材料（1人分）

a	豚ひき肉	50g
a	セロリ	10g
a	玉ねぎ	20g
a	塩	ミニスプーン1/3（0.4g）
a	こしょう	少量
a	ディル（乾）	少量
	トマト	小2個（100g）
	水	80mℓ
	小ねぎの小口切り	少量

◆作り方

1 セロリと玉ねぎはみじん切りにし、aの材料をすべて混ぜ合わせる。
2 トマトはへたの部分をくりぬき、そこから種をとり出す。
3 2のトマトに1を詰めてなべに並べ、とり出した種の部分と分量の水を加える。ぴったりとふたをして中火にかけ、12～13分蒸し煮にして火を通す。
4 煮汁ごと器に盛り、小ねぎを散らす。

たんぱく質を控えるコツ！

ひき肉にセロリと玉ねぎを加えてボリュームアップしています。トマトに詰めて煮ることで、うま味が増し、見た目もたっぷりとした印象になります。

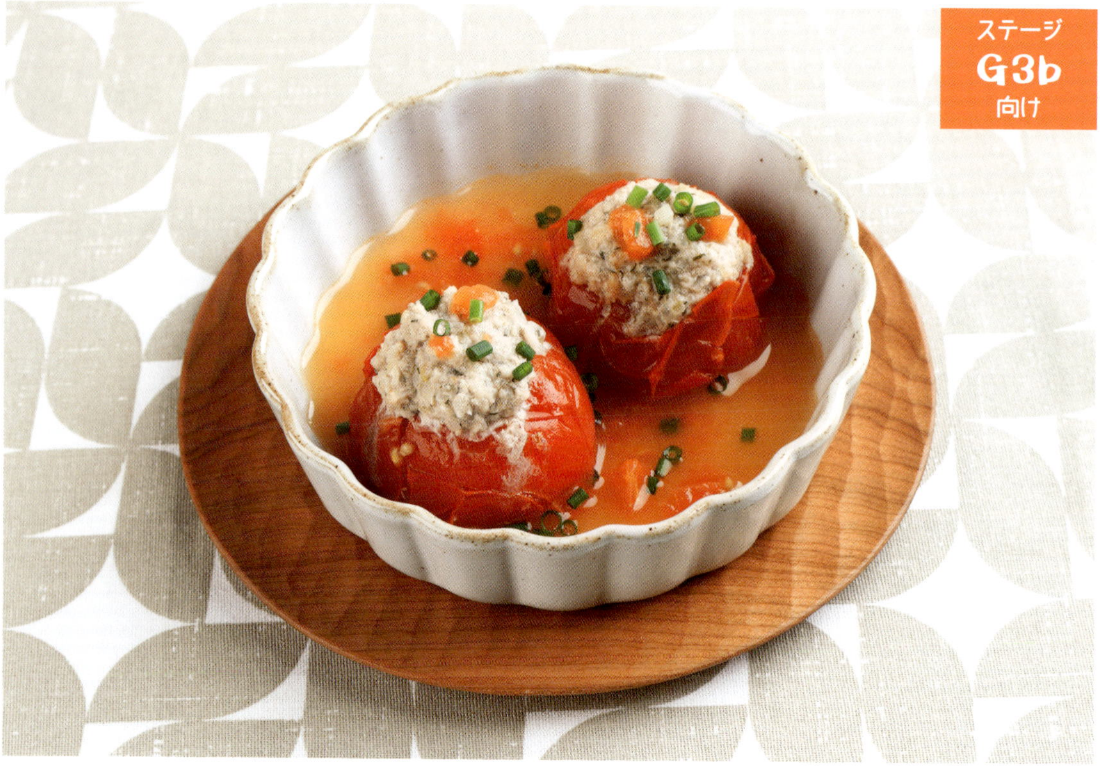

ステージ
G3b
向け

ステージ
G3b
向け

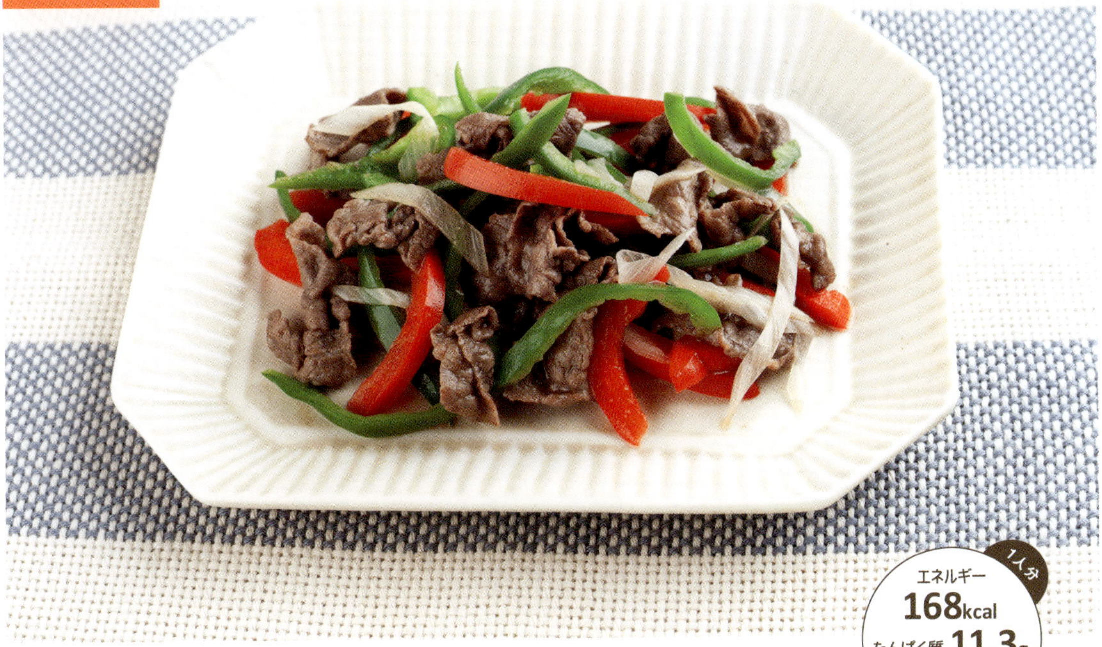

1人分
エネルギー 168kcal
たんぱく質 11.3g
塩分 0.7g

青椒肉絲

オイスターソースはこくがあり、少量加えるだけで中国風の料理らしい味つけになります。
ただし、塩分が多いのできちんと計って使いましょう。

◆材料（1人分）

牛ももこま切れ肉……50g
ⓐ
- オイスターソース……小さじ1/2
- しょうゆ……小さじ1/4
- こしょう……少量

ピーマン……1個（30g）
赤パプリカ……20g
ねぎ……10g
ごま油……大さじ1/2
こしょう……少量

◆作り方

1 牛肉にⓐをもみ込む。
2 ピーマン、パプリカ、ねぎは細切りにする。
3 フライパンにごま油を中火で熱し、1をいためる。
4 肉に火が通ったら2の野菜を加えていため合わせ、こしょうをふる。

たんぱく質を控えるコツ！

もも肉のこま切れ肉が手に入らないときは、もも肉を食べやすく細切りにして使いましょう。こま切れ肉でも、部位が明記されていないときは、たんぱく質の多い部位が混じっている可能性もあるので、さけたほうが無難です。

魚の１食分の適量は、肉と同じく 40 ～ 60 ｇほど。
たんぱく質の量は魚の種類によって違いますが、
同じ魚でも脂が多いものほどたんぱく質が少なめです。
脂ののった旬の魚を選んで
食べるようにするとよいでしょう。

魚の主菜

fish

タイのフリット

ハーブを混ぜた衣で香りよく揚げるので、下味なしでもおいしい。
タイは小さめにカットして数を多く見せるのがポイントです。

1人分
エネルギー 331kcal
たんぱく質 15.2g
塩分 0.2g

◆材料（1人分）

タイ（刺し身用のさく）	60g
マッシュルーム・ブロッコリー	各20g
ⓐ ミックスハーブ（乾）	小さじ2
ⓐ 天ぷら粉	15g
ⓐ 水	小さじ4
揚げ油	適量
レモンのくし形切り	少量

◆作り方

1 タイは7～8㎜厚さに切る。マッシュルームは縦半分に切る。ブロッコリーは小房に分ける。
2 ⓐをなめらかになるまでよく混ぜ合わせる。
3 揚げ油を170～180℃に熱し、1に2の衣をつけてカラリと揚げる。
4 油をきって器に盛り、レモンを添える。

たんぱく質を控えるコツ！

タイの代わりにイカを使えば、たんぱく質を1.7gほど減らすことができます。刺し身用に開いた胴を使えば、下ごしらえも簡単で、加熱時間も短くすみます。

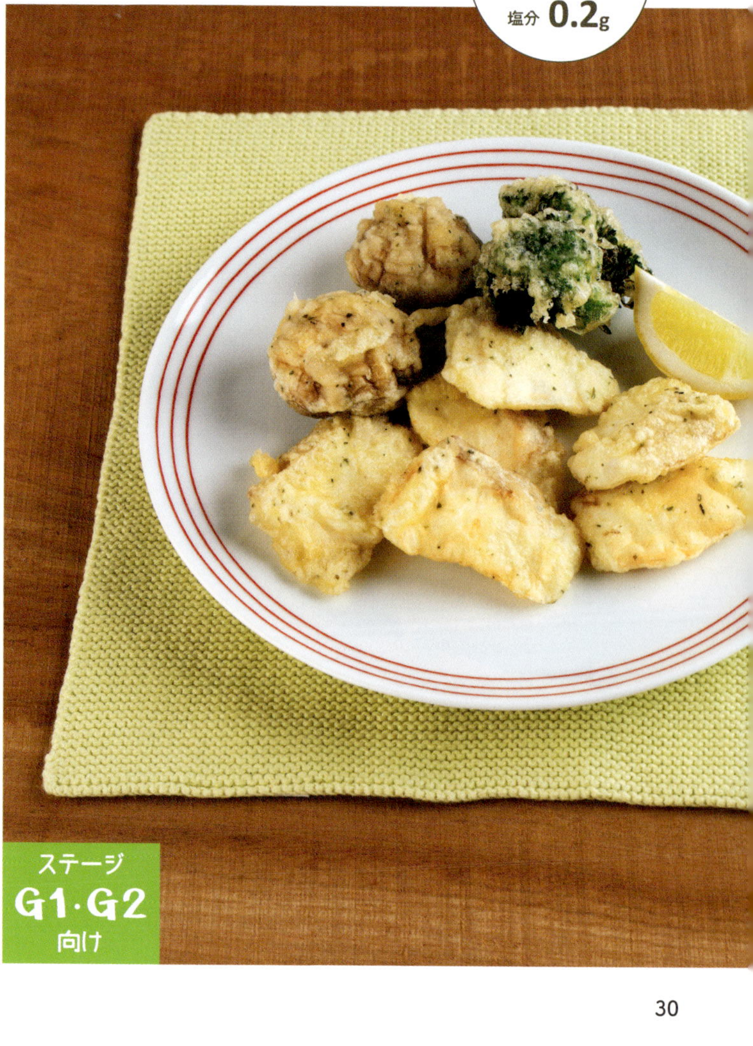

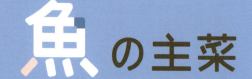

ステージ
G1・G2
向け

ステージ
G1·G2
向け

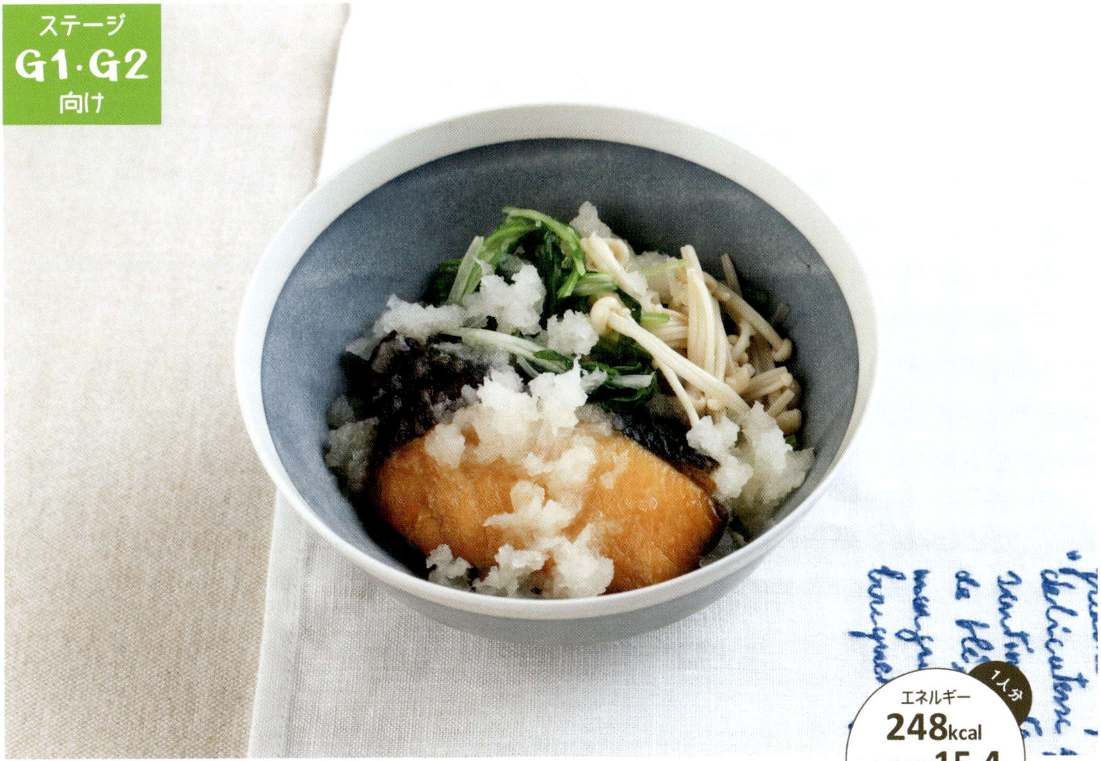

1人分
エネルギー 248kcal
たんぱく質 15.4g
塩分 0.8g

ブリの揚げおろし煮

揚げたブリをうす味で煮て、おろし大根でさっぱりと仕上げます。
野菜もたっぷり食べられる一品です。

◆材料（1人分）

- ブリ（切り身）……60g
- 塩……ミニスプーン1/6（0.2g）
- かたくり粉……少量
- 揚げ油……適量
- 水菜……1株（40g）
- えのきたけ……1/2袋（40g）
- 大根……80g
- ⓐ だし……1/2カップ
- ⓐ みりん……小さじ1
- ⓐ しょうゆ……小さじ1/2

◆作り方

1. ブリに塩をふり、かたくり粉をまぶす。揚げ油を170〜180℃に熱し、ブリをカラリと揚げる。
2. 水菜は4cm長さに切る。えのきたけは根元を除いて長さを半分に切り、ほぐす。
3. 大根はすりおろし、汁けをきる。
4. なべにⓐを合わせて中火で煮立て、1と2を入れて2〜3分煮る。3を広げて加え、ひと煮して火を消す。

たんぱく質を控えるコツ！

魚も肉と同様に、脂が多いほどたんぱく質は少なくなります。ブリなどの切り身魚は、脂がのった腹側の部分を選ぶとよいでしょう。

アジのソテー ミレイユ風

1人分
エネルギー 142kcal
たんぱく質 13.2g
塩分 0.4g

ミレイユは、いためてワイン蒸しにした野菜をソースにするフランス料理。あっさりした味わいですが、野菜のうま味が強く、もの足りなさは感じません。

◆材料（1人分）

- アジ（三枚おろしにしたもの）……60g
- 小麦粉……少量
- トマト……50g
- ねぎ……20g
- オリーブ油……小さじ1/2
- 白ワイン……大さじ1
- 塩……ミニスプーン1/6（0.2g）
- こしょう……少量
- さやいんげん……20g

減塩のポイント

小麦粉をまぶしてこんがりとソテーすると、下味なしでも香ばしくおいしくなります。ソースは野菜のうま味をいかしてシンプルに仕上げ、減塩しています。

◆作り方

1. アジは食べやすい大きさに切り、小麦粉をまぶす。
2. トマトは種を除いて1cm角に切る。ねぎは縦4つ割りにし、1cm幅に切る。
3. いんげんは筋を除いて3〜4cm長さに切り、ゆでる。
4. フライパンにオリーブ油を中火で熱し、1のアジをこんがりと焼く。
5. 火が通ったら2を加えて軽くいため、白ワインをふって、塩とこしょうで味をととのえる。ふたをして2〜3分蒸し焼きにしてなじませる。
6. 器に5を盛り、3のいんげんを添える。

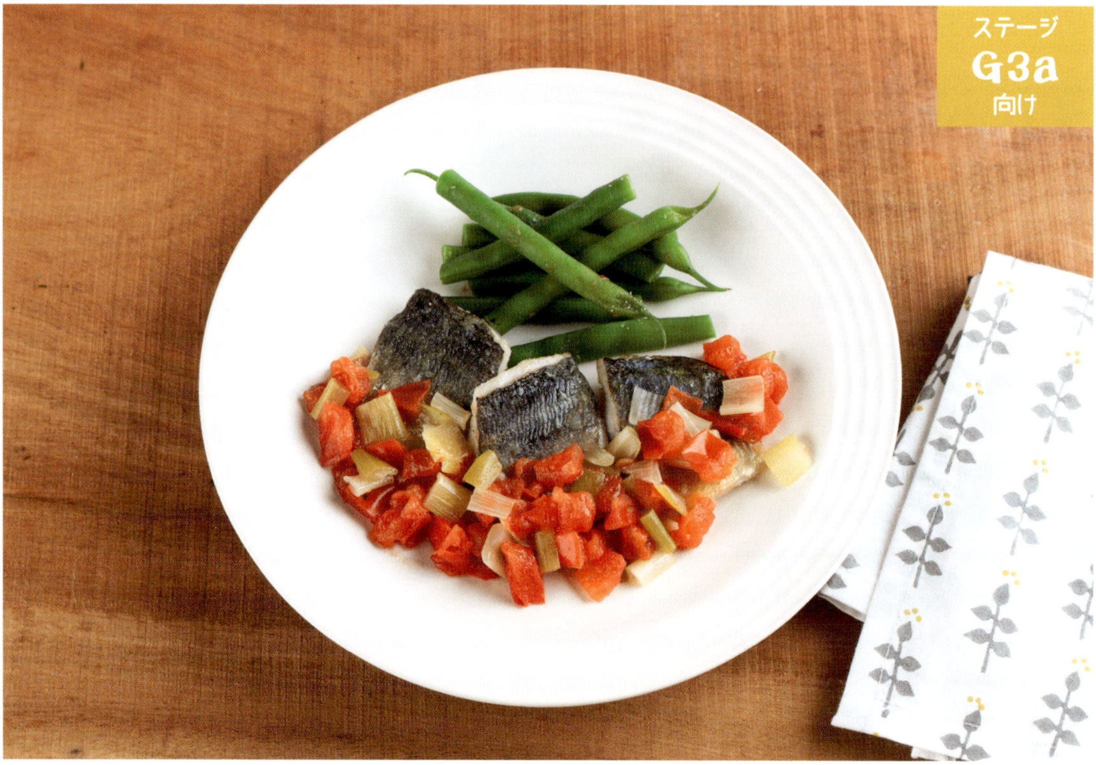

ステージ G3a 向け

ステージ
G3a
向け

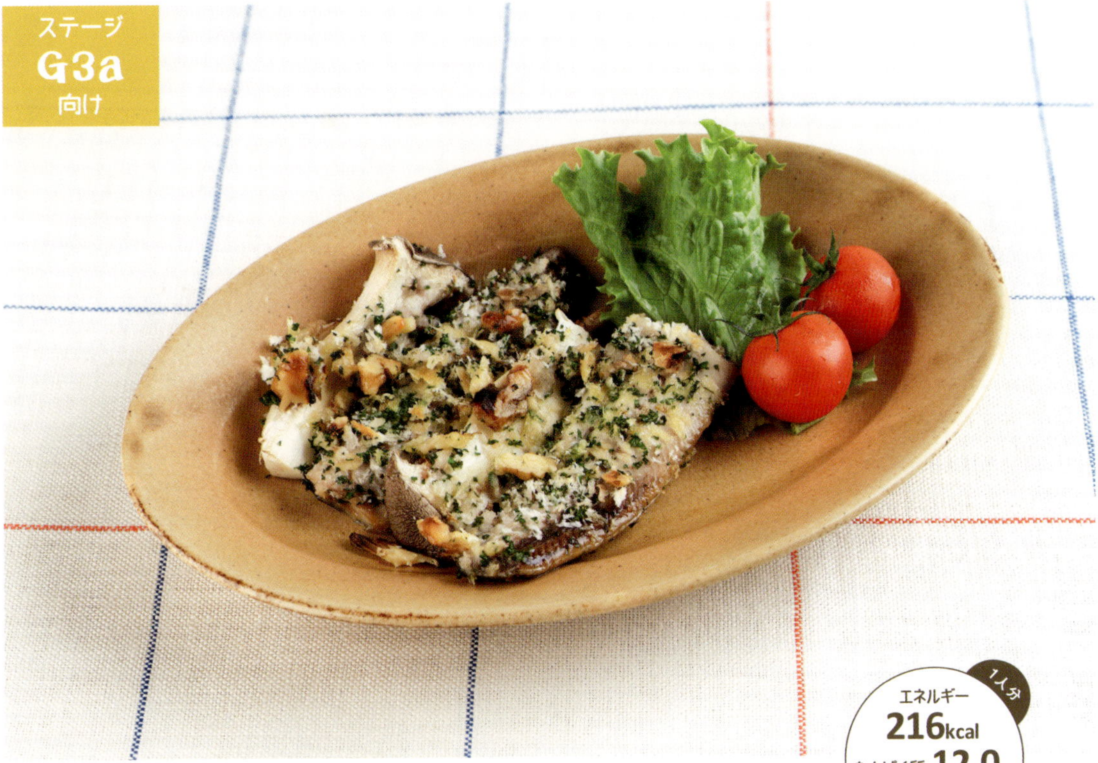

1人分
エネルギー 216kcal
たんぱく質 12.0g
塩分 0.1g

イワシの香草くるみ焼き

パン粉をまぶして焼くだけなので、フライよりもずっと簡単。
くるみとパセリ風味のパン粉が香ばしく、味つけ不要です。
縦に切ったエリンギがイワシに負けない存在感で、食べごたえも充分です。

◆材料(1人分)

- イワシ(三枚おろしにしたもの)……小1尾(50g)
- エリンギ……小1本(30g)
- くるみ……5g
- パン粉……大さじ1(3g)
- パセリのみじん切り……大さじ1
- オリーブ油……小さじ2
- ミニトマト……小2個(15g)
- リーフレタス……少量

◆作り方

1. エリンギは縦半分に切る。
2. くるみは細かく刻み、パン粉、パセリと混ぜ合わせる。
3. イワシとエリンギに2をまぶし、アルミ箔《はく》にのせてオリーブ油をかける。トースターで8〜10分、こんがりと焼いて火を通す。
4. 器に盛り、ミニトマトとリーフレタスを添える。

減塩のポイント

イワシの脂と、くるみやパン粉の香ばしさもあるので、無理なく減塩できます。パセリの香りもよいアクセントになります。

サバのマスタード焼き

1人分
エネルギー 253kcal
たんぱく質 13.8g
塩分 0.7g

サバはそぎ切りにして表面積を大きくし、ソースを塗ってこんがりと焼きます。粒入りマスタードの香りがきいていて、サバの魚臭さを感じません。

◆材料（1人分）

生サバ（切り身）	60g
こしょう	少量
白ワイン	小さじ1
さつま芋	30g
ねぎ	20g
ⓐ粒入りマスタード	10g
ⓐマヨネーズ	小さじ1

◆作り方

1 サバはそぎ切りにし、こしょうとワインをふる。
2 さつま芋は5～6㎜厚さの輪切りにし、ゆでる。ねぎは3㎝長さに切る。
3 1とねぎをグリルで5～6分焼く。
4 ねぎを器にとり出す。ⓐを混ぜ合わせてサバにのせ、さらに2～3分こんがりと焼く。
5 4の器にサバを盛り、さつま芋を添える。

減塩のポイント

サバはかならず塩サバではなく味のついていない生サバを使ってください。塩サバ60gには1.1gもの塩分が含まれています。つけ合わせの野菜は味つけなしでシンプルに仕上げましょう。

ステージ G3a 向け

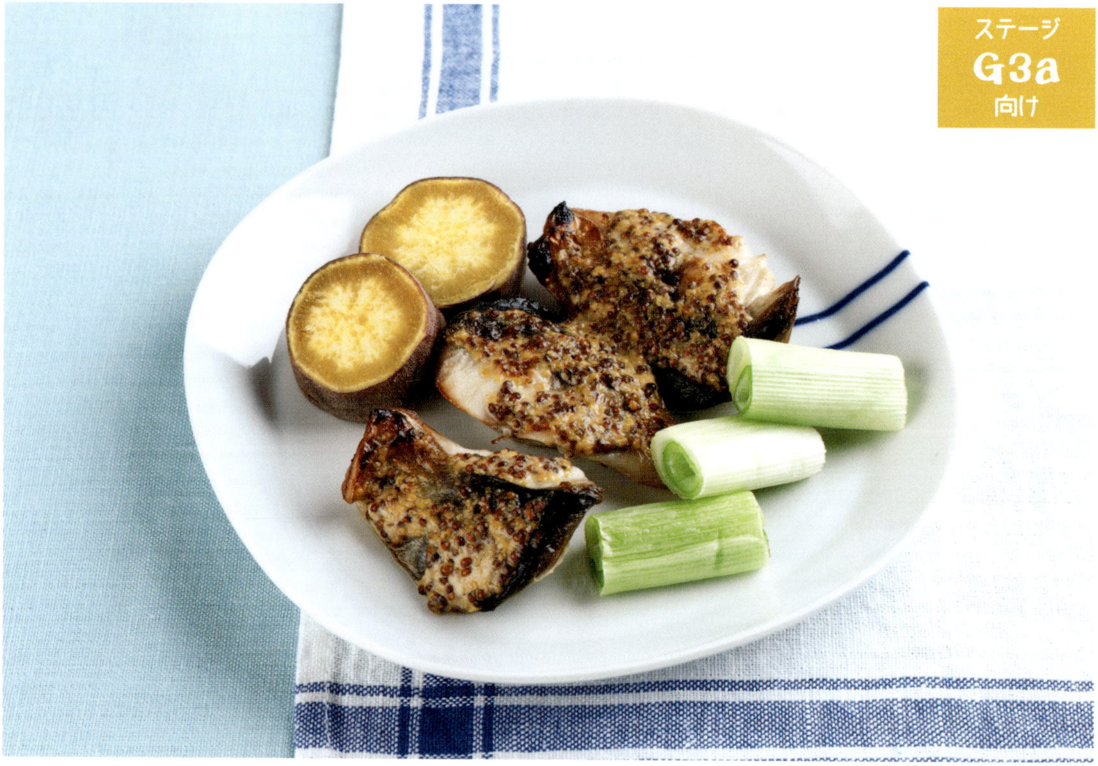

ステージ
G3a
向け

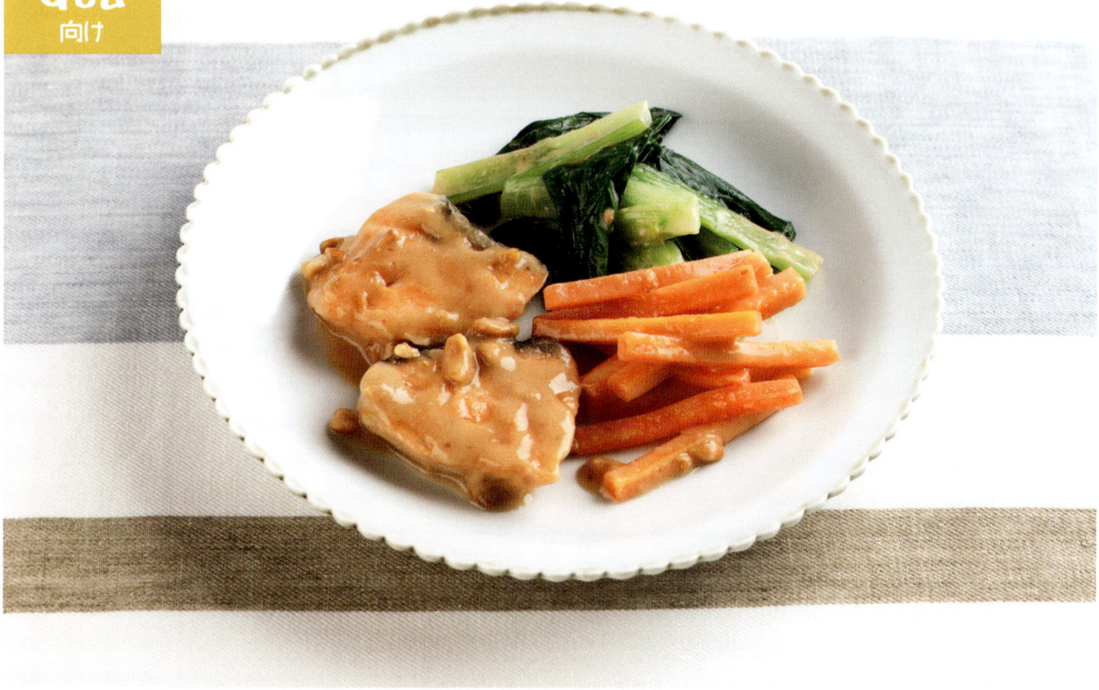

サケのピーナッツバター煮

1人分
エネルギー 280kcal
たんぱく質 14.2g
塩分 0.3g

ピーナッツバターのこくでこってりとしたまろやかな味わい。
塩分控えめですがしっかり味なので、魚が少量でも満足できます。

◆材料（1人分）

- 生ザケ※（切り身）……50g
- かたくり粉……少量
- ごま油……小さじ1
- 小松菜……1株（40g）
- にんじん……20g
- ⓐ 湯……2/5カップ
- ⓐ 酒……小さじ1
- ⓐ みりん……小さじ1
- ⓐ しょうゆ……小さじ1/4
- ピーナッツバター（無塩、無糖）……小さじ2（12g）

※栄養価は大西洋サケを使用した場合の値です。

◆作り方

1 サケはそぎ切りにし、かたくり粉をまぶす。
2 小松菜は色よくゆで、3～4cm長さに切る。にんじんは細切りにする。
3 フライパンにごま油を中火で熱し、1のサケを焼く。
4 こんがりとしたら、ⓐを加えて3～4分煮立て、ピーナッツバターをとき入れる。
5 2を加えてひと煮して、火を消す。

たんぱく質を控えるコツ!

サケは種類によってたんぱく質量が異なります。100gあたりのたんぱく質量を比べると、シロサケは22.3g、大西洋サケ（アトランティックサーモン）は20.1g、ギンザケ19.6g、マスノスケ（キングサーモン）は19.5gとなっています。たんぱく質量の少ない種類を選びましょう。

ブリ大根 カレー風味

1人分
エネルギー 121kcal
たんぱく質 8.9g
塩分 0.3g

味の濃いイメージのブリ大根をあっさり味に。先に大根をやわらかく煮てからブリを加えると、身がかたくなりすぎずおいしく煮上がります。

◆材料（1人分）

ブリ（切り身）	40g
大根	50g
ⓐ 湯	1/2カップ
ⓐ 酒	小さじ1
ⓐ カレー粉	小さじ1/4
ⓐ 塩	ミニスプーン1/6（0.2g）
ⓐ しょうがの薄切り	2枚
三つ葉	3本（5g）

◆作り方

1 ブリは一口大に切る。大根は乱切りにする。
2 なべにⓐを合わせて大根を入れ、中火にかける。ふたをして20分ほど煮る。
3 大根がやわらかくなったらブリを加え、5～6分煮て火を通す。
4 三つ葉を加えてひと煮して、火を消す。
5 煮汁ごと器に盛る。

減塩のポイント

一般的なブリ大根にはしょうゆを多く使いますが、塩味ベースでカレーの風味をきかせることで、大幅に減塩できます。

ステージ G3b 向け

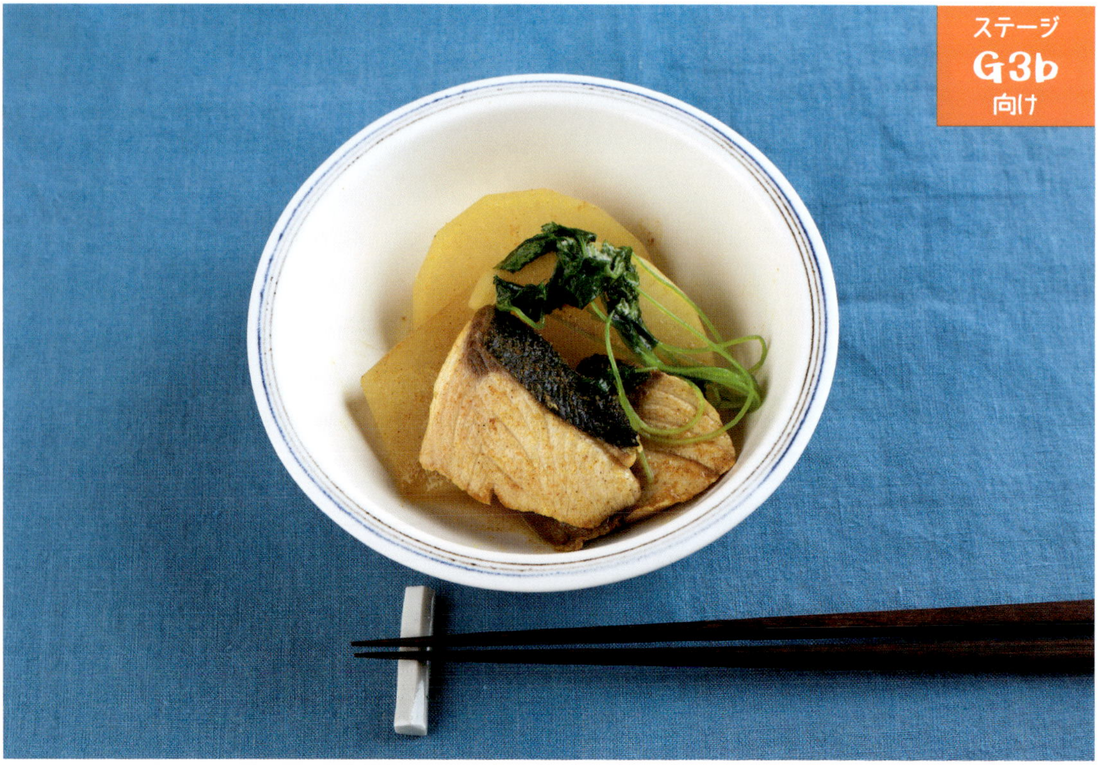

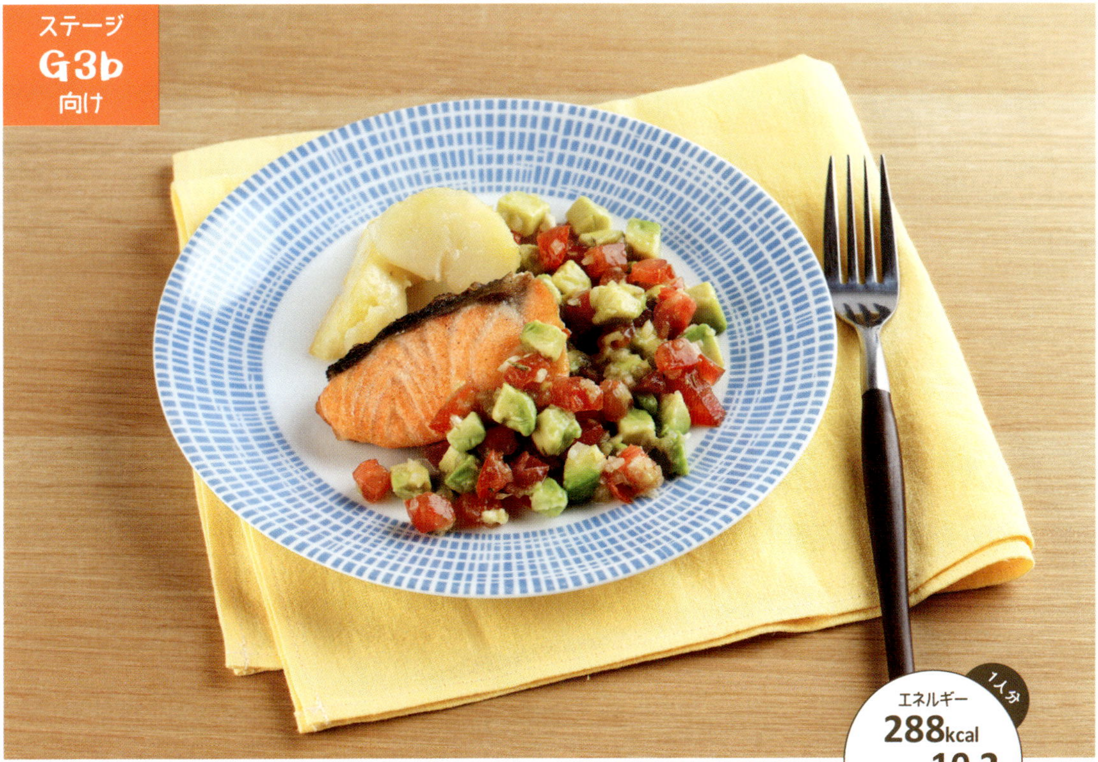

1人分
エネルギー 288kcal
たんぱく質 10.2g
塩分 0.2g

サケのソテー　アボカドソース

アボカドソースは材料を刻んで混ぜるだけでとても簡単。
鶏肉のソテーやマグロの刺し身などにも合います。もちろん塩分控えめです。

◆材料（1人分）

- 生ザケ（切り身）……40g
- こしょう……少量
- 小麦粉……少量

オリーブ油……小さじ1
アボカド……大1/4個（40g）
トマト……1/6個（30g）
玉ねぎ……10g

ⓐ
- オリーブ油……小さじ1
- レモン汁……小さじ1
- タイム……少量
- しょうゆ……ミニスプーン1（1.2g）

じゃが芋……1/4個（30g）

◆作り方

1 サケにこしょうをふり、小麦粉をまぶす。
2 アボカドは1cm角に切る。トマトは種を除いて1cm角に切る。玉ねぎはみじん切りにする。
3 ボールに2を入れ、ⓐを加えて混ぜ合わせる。
4 じゃが芋は食べやすく切り、ゆでる。
5 フライパンにオリーブ油を中火で熱し、1をこんがりと焼いて火を通す。4もいっしょにソテーする。
6 器に5のサケとじゃが芋を盛り、3のアボカドソースを添える。

たんぱく質を控えるコツ！

アボカドにもたんぱく質が含まれるので、サケの量は控えめにしてありますが、野菜たっぷりのソースで食べごたえは充分です。

カジキのタンドリー風

1人分
エネルギー 156kcal
たんぱく質 9.7g
塩分 0.2g

タンドリーチキンをイメージしたヨーグルトベースのたれで、カジキの身がパサつかず、しっとりと焼き上がります。

◆材料（1人分）

	カジキ（切り身）	40g
	オリーブ油	小さじ1
a	プレーンヨーグルト	大さじ2（30g）
a	カレー粉	小さじ1/4
a	こしょう	少量
a	トマトケチャップ	小さじ1/2
	トマト	50g
	かぼちゃ	25g
	クレソン	少量

◆作り方

1 フライパンにオリーブ油を中火で熱し、カジキをこんがりと焼く。
2 カジキに火が通ったら、aを混ぜ合わせて加え、全体にからめる。
3 かぼちゃはやわらかくゆでる。
4 器にカジキを盛り、トマト、かぼちゃ、クレソンを添える。

減塩のポイント
カレー粉とケチャップというおなじみの調味料だけで、スパイシーな香りとこくが出せます。塩を使っていないとは思えないほどしっかりとした味つけです。

ステージ G3b 向け

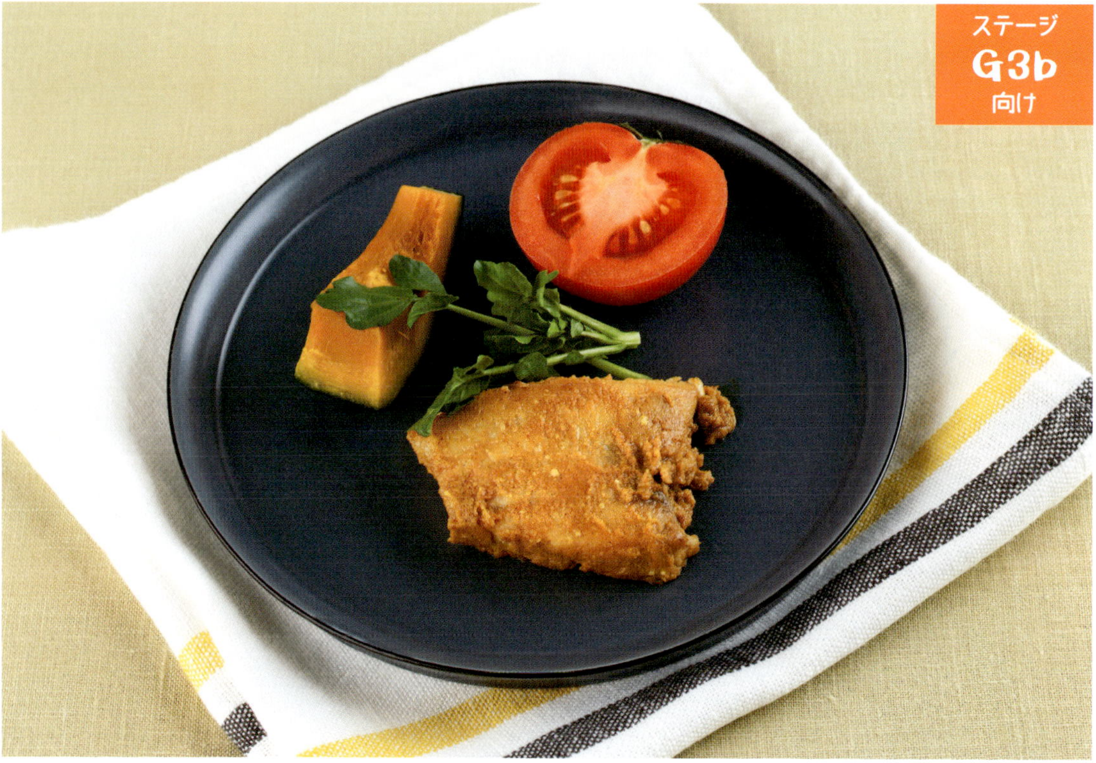

ステージ
G3b
向け

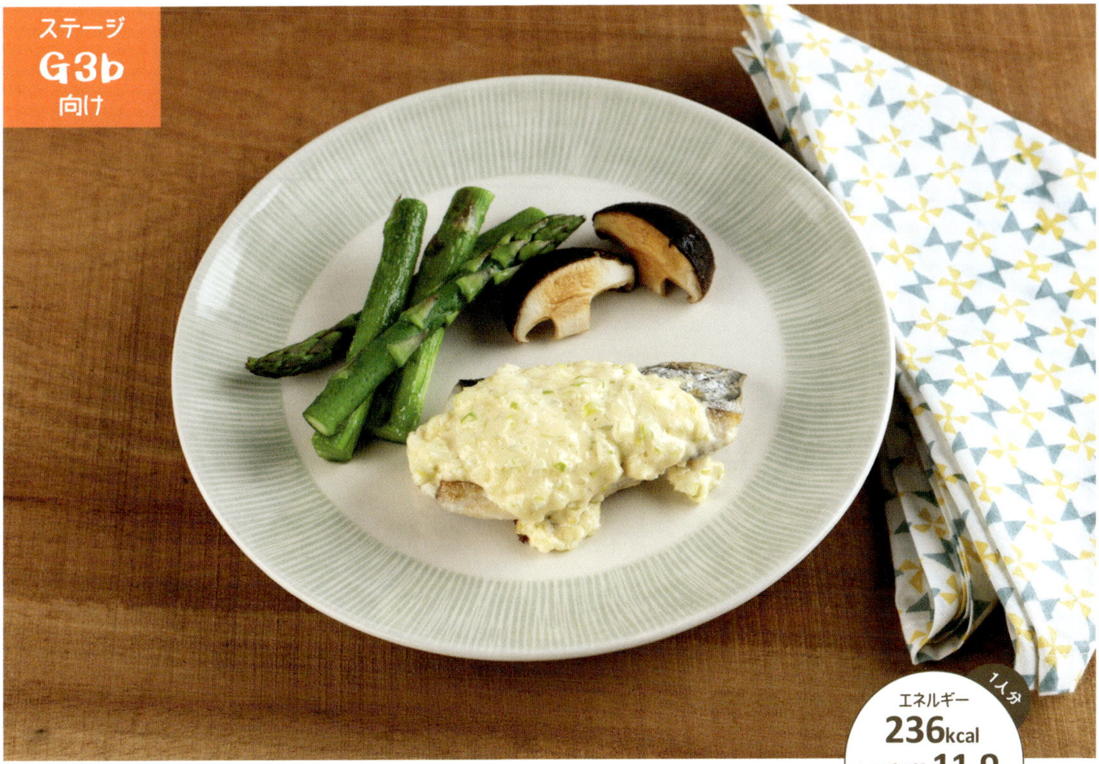

1人分
エネルギー 236kcal
たんぱく質 11.9g
塩分 0.5g

サワラのねぎマヨ焼き

ねぎのみじん切りを加えたマヨネーズはタルタルソースのよう。
あっさりとしたサワラにこくをプラスして満足できる一品に。

◆材料（1人分）

- サワラ（切り身）……50g
- 塩……ミニスプーン1/6（0.2g）
- 小麦粉……少量
- オリーブ油……小さじ1
- ⓐ マヨネーズ……大さじ1
- ⓐ ねぎのみじん切り……10g
- ⓐ にんにくのすりおろし……少量
- グリーンアスパラガス……2本（30g）
- しいたけ……1個（15g）

◆作り方

1. サワラに塩をふり、小麦粉を薄くまぶす。
2. フライパンにオリーブ油を中火で熱し、1のサワラをこんがりと焼く。
3. 火が通ったら、ⓐを混ぜ合わせてサワラにのせ、ふたをして2〜3分焼いてなじませる。
4. アスパラガスとしいたけは食べやすい大きさに切り、グリルで4〜5分こんがりと焼く。
5. 器にサワラを盛り、4を添える。

たんぱく質を控えるコツ！

ねぎのみじん切りを加えたマヨネーズをたっぷりのせて焼くとこくが出て、少量でも満足できます。マヨネーズを使っているのでエネルギーもしっかりとれます。

豆腐・豆・卵の主菜

豆腐や豆も、植物性ではありますが
良質なたんぱく質を含んでいます。
卵は小１個（50g）でたんぱく質 6.2 gと、
朝食の主菜などにちょうどよい食材です。
じょうずに献立の中にとり入れましょう。

tofu beans egg

厚揚げのトマト煮

トマト水煮缶にはうま味がたっぷり。厚揚げ自体もこくがある食材なので、しっかりとした味に仕上がります。ごはんにもパンにも合うメニューです。

1人分
エネルギー 193kcal
たんぱく質 10.4g
塩分 0.6g

◆材料（1人分）

厚揚げ	80g
玉ねぎ	1/4個（50g）
エリンギ	小1本（30g）
にんにく	1/4かけ
オリーブ油	小さじ1
トマト水煮缶詰め（カットタイプ）	50g
水	1/4カップ
塩	ミニスプーン1/2（0.6g）
三つ葉	少量

◆作り方

1 厚揚げはさっとゆでて油抜きし、半分に切る。
2 玉ねぎはあらみじん切りにし、エリンギは一口大に切る。にんにくはつぶす。
3 なべにオリーブ油とにんにくを入れて中火で熱し、玉ねぎを加えていためる。
4 しんなりとなったら厚揚げとエリンギを加えて軽くいため、トマト水煮缶詰めと水を加える。ときどき混ぜながら、汁けがほとんどなくなるまで煮る。
5 塩で味をととのえ、火を消す。器に盛り、三つ葉を添える。

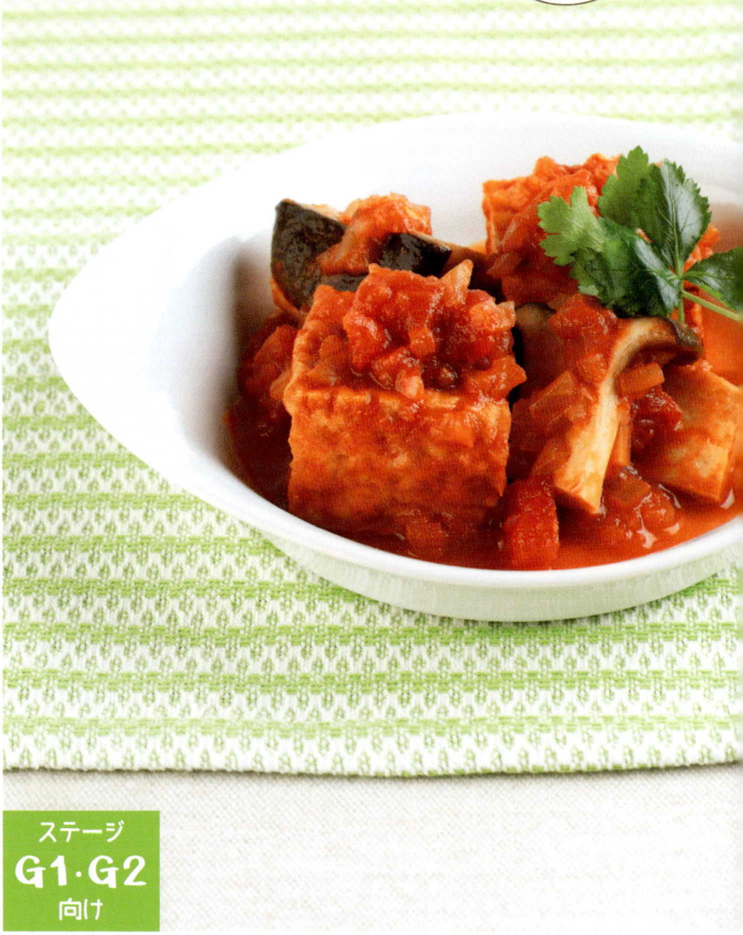

たんぱく質を控えるコツ！

厚揚げは豆腐を揚げたものなので、水分が少ない分、豆腐よりもたんぱく質が多めです。1食の使用量は60～80gくらいが適当でしょう。

ステージ
G1・G2
向け

ステージ
G1・G2
向け

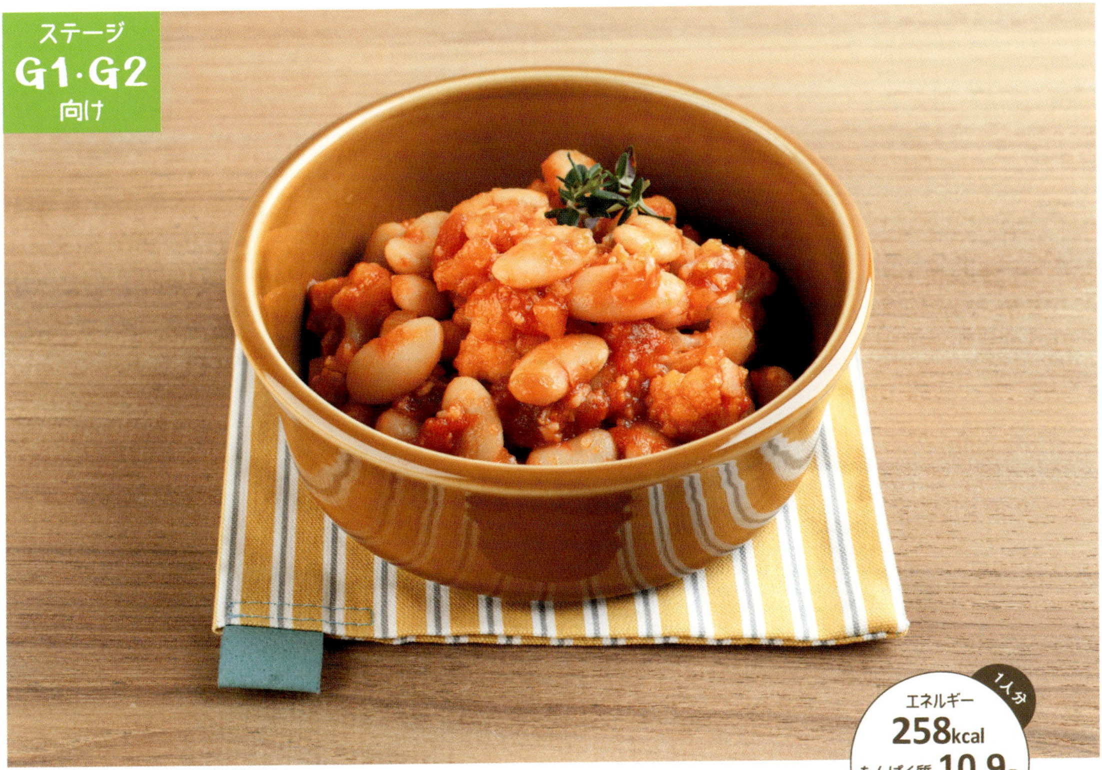

1人分
エネルギー 258kcal
たんぱく質 10.9g
塩分 0.4g

ポークビーンズ風

いんげん豆は大豆よりもたんぱく質少なめです。
煮込んでトマトとベーコンのうま味を引き出し、塩の量を控えめにしています。

◆材料（1人分）

いんげん豆（ゆで）	80g
カリフラワー	60g
玉ねぎ	20g
ベーコン	10g
にんにく	1/4かけ
オリーブ油	大さじ1/2
ⓐトマト水煮缶詰め（カットタイプ）	80g
ⓐロリエ	1/4枚
ⓐタイム	少量
ⓐ水	1/4カップ
ⓐ砂糖	小さじ1/2
ⓐ塩	ミニスプーン1/6（0.2g）
タイム（飾り用）	少量

◆作り方

1 カリフラワーは小房に分ける。玉ねぎとベーコンはあらみじん切りにする。にんにくはみじん切りにする。
2 なべにオリーブ油を中火で熱し、1をいためる。
3 玉ねぎがしんなりとなったらいんげん豆を加えて軽くいため、ⓐを加えてふたをする。
4 煮立ったら弱火にし、ほとんど汁けがなくなるまで15～20分煮る。
5 器に盛り、タイムを飾る。

たんぱく質を控えるコツ！

ポークビーンズには本来、豚肉が入っていますが、うま味を出すために少量のベーコンを使うだけで、いんげん豆を主役にして、たんぱく質をおさえています。

レンズ豆のシチュー

1人分
エネルギー 219kcal
たんぱく質 10.1g
塩分 0.4g

野菜と豆を煮くずれるくらいにやわらかく煮込みます。ハーブの香りをきかせて味のアクセントに。

◆材料（1人分）

レンズ豆	40g
玉ねぎ・セロリ・にんじん・小松菜	各20g
にんにく	1/4かけ
オリーブ油	大さじ1/2
ⓐ 湯	3/4カップ
ⓐ ロリエ	1/4枚
ⓐ タイム（粉末）	少量
塩	ミニスプーン1/3（0.4g）

減塩のポイント

ロリエとタイムの香りをきかせることで、少ない塩分でもおいしく仕上がります。タイムがなければ、ロリエを少し多めに。

◆作り方

1 レンズ豆はさっと洗う。

2 玉ねぎ、セロリ、にんじんは、あらみじん切りにする。小松菜はゆでて冷水にとり、水けを絞って1.5㎝幅に刻む。にんにくはみじん切りにする。

3 なべにオリーブ油とにんにくを入れて中火で熱し、玉ねぎとセロリ、にんじんを加えていためる。しんなりとなったらⓐを加え、レンズ豆を加えてふたをする。煮立ったら弱火にして15分煮る。

4 豆がやわらかくなったら、小松菜と塩を加えてひと煮し、火を消す。

ステージ G3a 向け

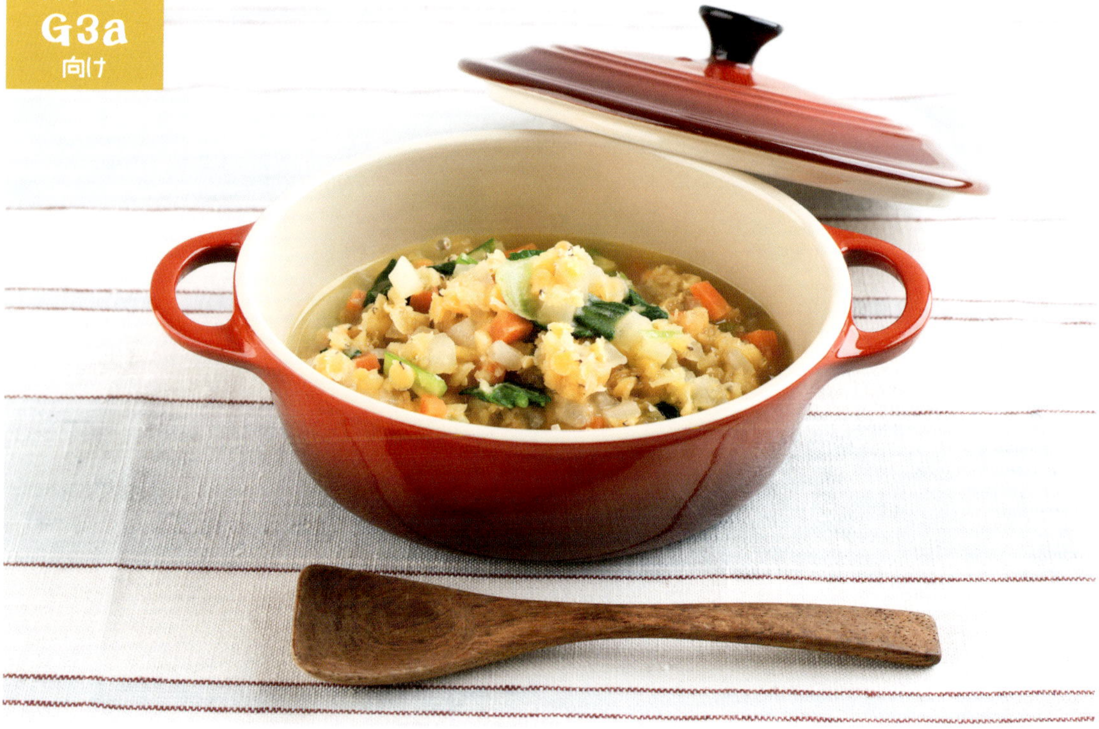

トマトとマッシュルームの卵いため

トマトとマッシュルームのうま味、クレソンの香りがきいています。

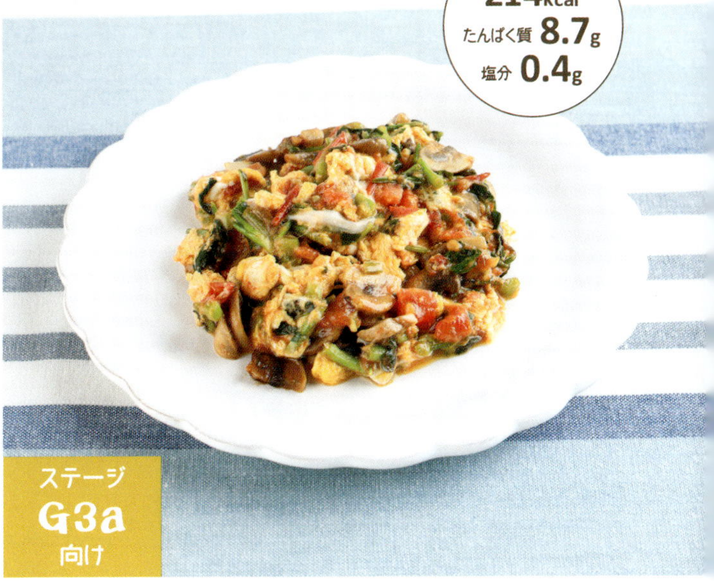

エネルギー 214kcal
たんぱく質 8.7g
塩分 0.4g
1人分

ステージ G3a 向け

◆ 材料（1人分）

- 卵……小1個(50g)
- トマト……1/2個(100g)
- マッシュルーム……50g
- クレソン……20g
- オリーブ油……大さじ1
- 塩……ミニスプーン1/6(0.2g)
- こしょう……少量

◆ 作り方

1. トマトは1cm角に切る。マッシュルームは縦半分に切って、薄切りにする。クレソンは1cm幅に刻む。
2. フライパンにオリーブ油を中火で熱し、トマトとマッシュルームをいためる。
3. トマトがくずれ、水けがなくなるまでしっかりといためたら、クレソンを加えてさっといため、塩を加えて調味する。
4. 卵をといて流し入れ、ざっくりといため合わせる。こしょうで味をととのえる。

豆腐のカレームニエルマリネ

香ばしいカレームニエルに野菜たっぷりのソースをかけてマリネ風に。

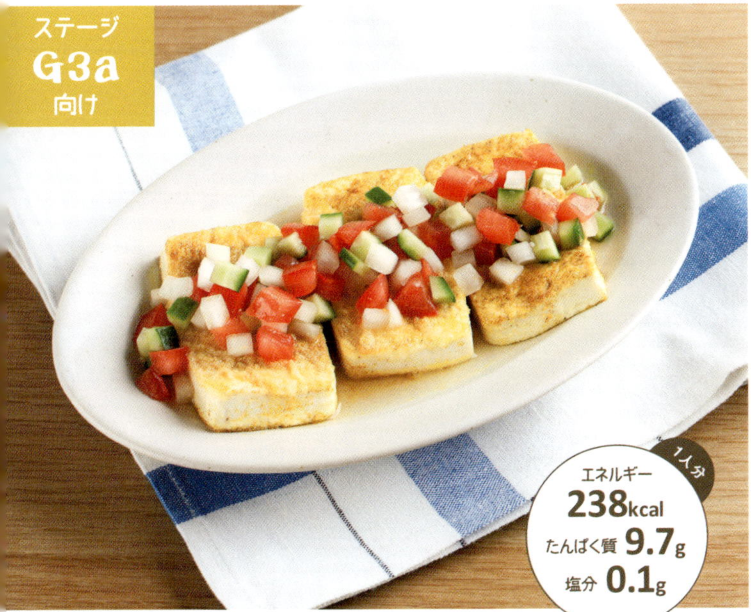

ステージ G3a 向け

エネルギー 238kcal
たんぱく質 9.7g
塩分 0.1g
1人分

◆ 材料（1人分）

- 絹ごし豆腐……1/4丁(150g)
  - カレー粉……小さじ1/2
  - 小麦粉……大さじ2
- 油……大さじ1/2
- トマト（種を除く）……30g
- 玉ねぎ・きゅうり……各20g
- ⓐ
  - 酢……大さじ2
  - レモン汁……大さじ1
  - こしょう……少量

◆ 作り方

1. 豆腐は1cm厚さに切り、キッチンペーパーにはさんで水けを除く。カレー粉と小麦粉を混ぜ合わせ、豆腐の広い面にまぶす。
2. フライパンに油を中火で熱し、1をこんがりと焼いて、器に盛る。
3. トマト、玉ねぎ、きゅうりは7mm角に切る。ボールに入れ、ⓐを加えて混ぜ合わせて2の豆腐にかける。

エスニック平焼きオムレツ

1人分
エネルギー 172kcal
たんぱく質 7.3g
塩分 0.6g

香菜《しゃんつあい》の香りをきかせ、いつものオムレツとは違う平らな形に。
独特の香りが苦手なら、にらに代えて作ってもよいでしょう。

◆材料（1人分）

卵	小1個(50g)
玉ねぎ	$\frac{1}{4}$個(50g)
香菜《しゃんつあい》	20g
にんにくのみじん切り	小さじ$\frac{1}{4}$
赤とうがらし（刻んだもの）	少量
しょうゆ	小さじ$\frac{1}{2}$
砂糖	小さじ1
油	大さじ$\frac{1}{2}$
香菜《しゃんつあい》（飾り用）	少量

◆作り方

1 玉ねぎはあらみじん切りにし、香菜《しゃんつあい》は5㎜幅に刻む。
2 フライパンに油を中火で熱し、にんにくと玉ねぎをいためる。しんなりとなったら香菜《しゃんつあい》を加えてさっといため、赤とうがらし、しょうゆ、砂糖を加えていため合わせる。
3 卵をといて流し入れ、フライパンいっぱいに広げる。火が通ったら返して両面をこんがりと焼く。
4 半分に切って器に盛り、香菜《しゃんつあい》を添える。

たんぱく質を控えるコツ！

平らに広げて焼くことで、卵1個でもたっぷりの量に見えます。こんがりと焼けるので香ばしさがあり、実際の塩分よりもしっかりした味に感じます。

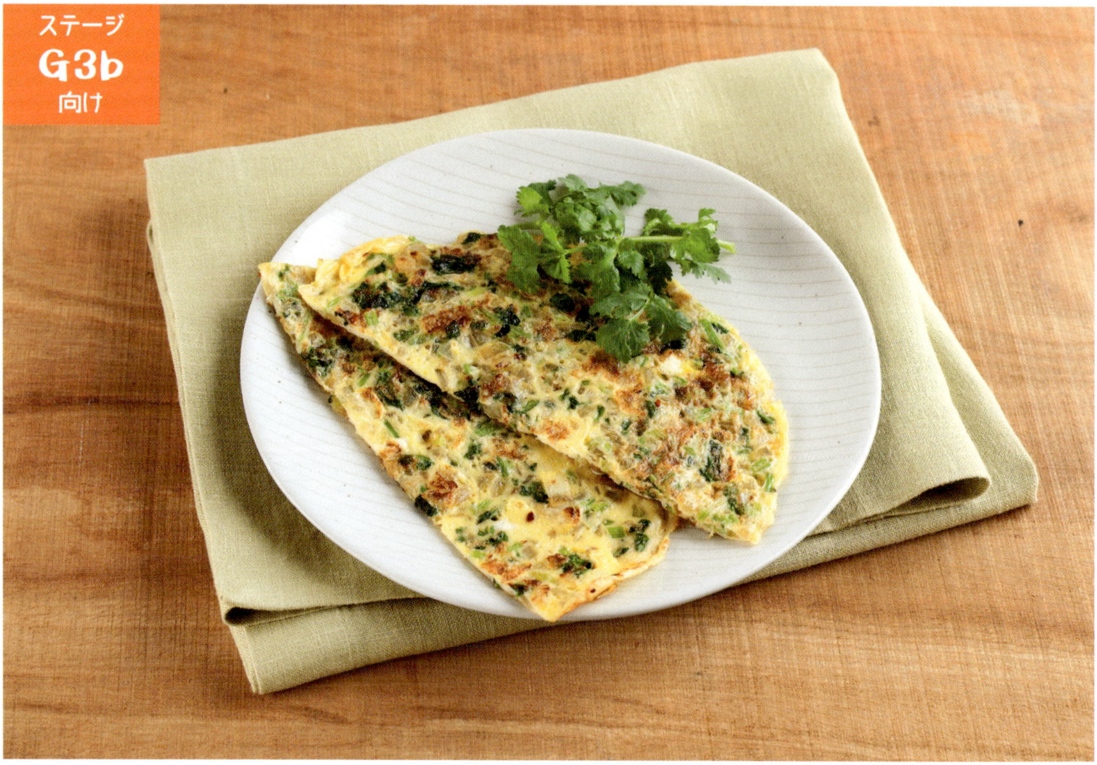

野菜たっぷりにらたま

オイスターソースを最後に加えることで、しっかりとした味に仕上がります。

◆材料（1人分）

卵	小1個（50g）
にら	1/2束（50g）
玉ねぎ	20g
にんじん	10g
油	大さじ1/2
塩	ミニスプーン1/6（0.2g）
┌ オイスターソース	小さじ1/3（2g）
└ 水	小さじ1
ごま油	小さじ1/2

◆作り方

1 にらは3～4cm長さに切る。玉ねぎ、にんじんは細切りにする。
2 フライパンに油を中火で熱し、玉ねぎとにんじんをいためる。しんなりとなったらにらを加えていため、塩で味をととのえる。
3 卵をといて流し入れ、ざっくりといため合わせる。
4 オイスターソースと水を混ぜ合わせてまわし入れ、全体にからめる。ごま油を加えて香りをつける。

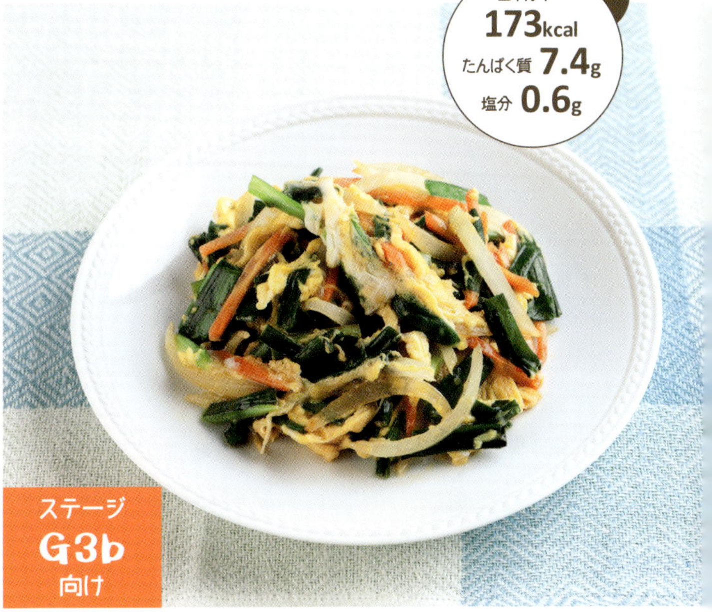

1人分
エネルギー 173kcal
たんぱく質 7.4g
塩分 0.6g

ステージ G3b 向け

豆腐とレタスのうすくず煮

とうがらしのピリッとした辛味がアクセント！見た目よりも刺激的な味わいです。

◆材料（1人分）

絹ごし豆腐	1/3丁（100g）
レタス	50g
にんにく	1/4かけ
ごま油	大さじ1/2
赤とうがらし（種を除く）	1/2本
だし	2/5カップ
しょうゆ	小さじ1/2
┌ かたくり粉	小さじ1/2
└ 水	小さじ1/2

◆作り方

1 レタスは小さめにちぎる。にんにくはつぶす。
2 フライパンにごま油、にんにく、赤とうがらしを入れて中火にかけ、香りが立ったらレタスを加えていためる。
3 しんなりとなったら豆腐をくずし入れていため合わせる。
4 だしとしょうゆを加え、煮立ったら水どきかたくり粉を加えてとろみをつける。

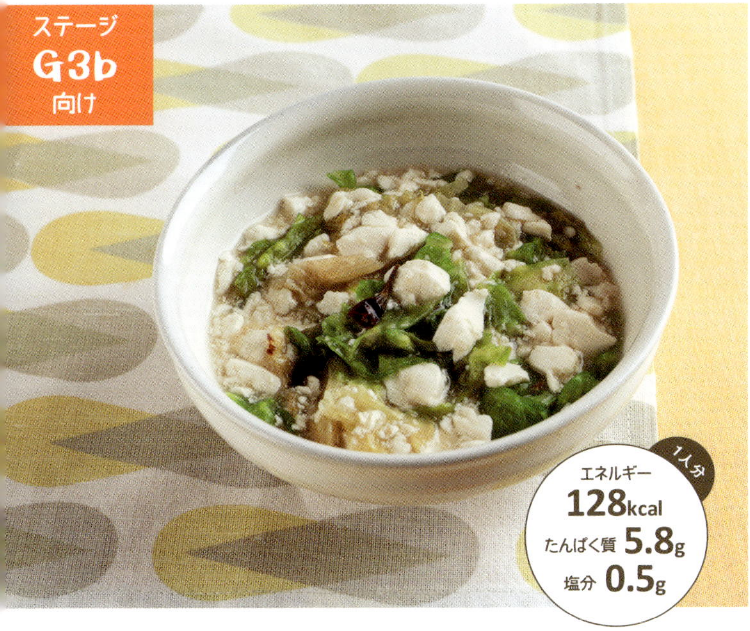

ステージ G3b 向け

1人分
エネルギー 128kcal
たんぱく質 5.8g
塩分 0.5g

ごはん・パン・めん

rice bread noodle

主食と主菜を兼ねた一品料理は、ランチにも最適です。よりたんぱく質を控えたいときは、ごはんやパンなどをたんぱく質調整食品に置きかえましょう。置きかえた場合の栄養価も表示してあります。

ビーフストロガノフ

**サワークリームのこくとあらびきこしょうの香りが
牛肉のうま味を引き立てて、
減塩でも深みのあるおいしさです。**

1人分
エネルギー 569kcal
たんぱく質 17.0g
塩分 0.4g

低たんぱく質ごはんの場合
1人分
エネルギー 572kcal
たんぱく質 13.2g
塩分 0.5g

◆材料（1人分）

ごはん……………………………160g
牛ももこま切れ肉…………………50g
玉ねぎ・マッシュルーム…………各50g
セロリ………………………………20g
オリーブ油……………………大さじ1/2
塩・こしょう・タイム（乾）………各少量
白ワイン…………………………大さじ1
サワークリーム……………………30g
あらびきこしょう・パセリのみじん切り
……………………………………各少量

◆作り方

1 玉ねぎ、マッシュルームは薄切り、セロリはみじん切りにする。フライパンにオリーブ油を中火で熱し、しんなりとなるまでいためる。
2 牛肉を加えていため、火を通す。塩、こしょう、タイムで調味し、白ワインを加えて煮立て、サワークリームを混ぜる。
3 器にごはんを盛って2をのせる。あらびきこしょうをふり、ごはんにパセリを散らす。

たんぱく質を控えるコツ！

サワークリームは、生クリームを乳酸菌で発酵させたもの。たんぱく質量は生クリームとほぼ同じですが、独特の酸味とこくがあり、加えることで少量の肉が満足感のある味わいに仕上がります。

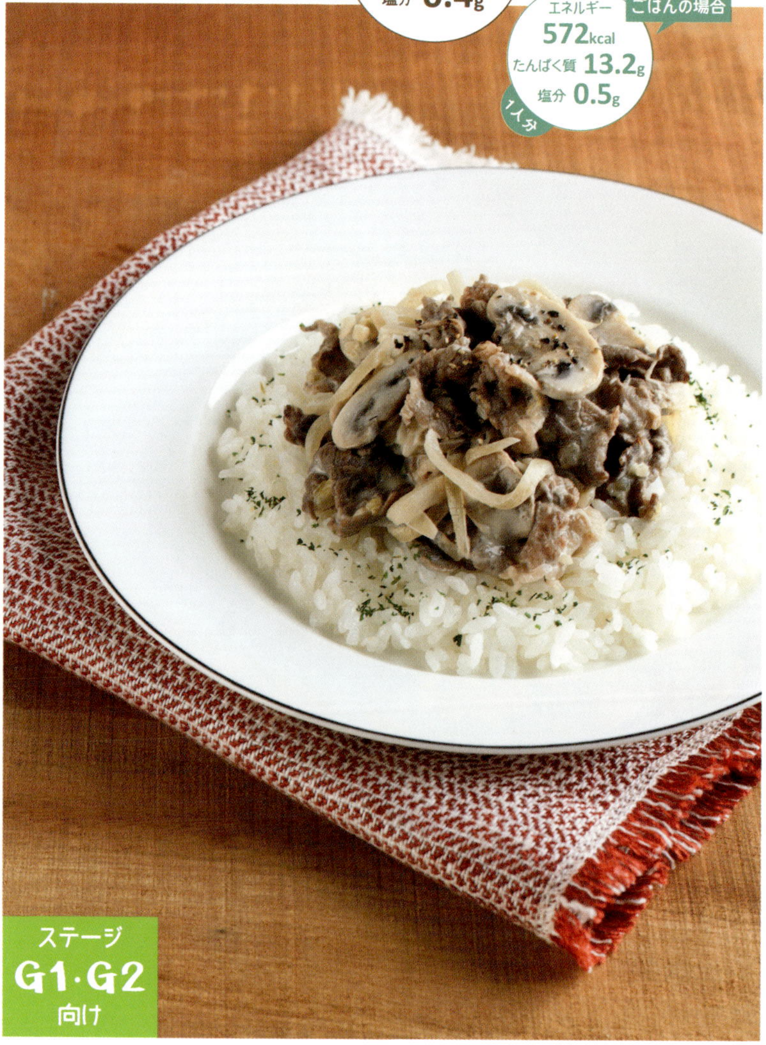

ステージ
G1・G2
向け

ステージ
G1・G2
向け

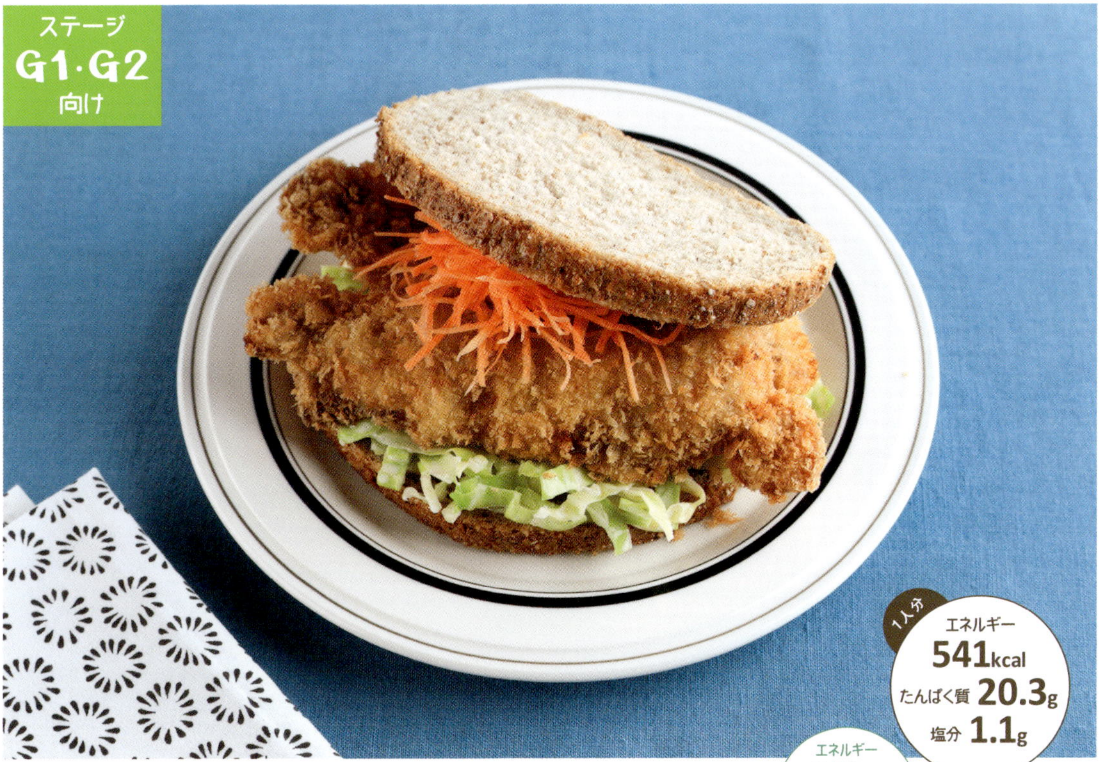

1人分
エネルギー 541kcal
たんぱく質 20.3g
塩分 1.1g

1人分
エネルギー 643kcal
たんぱく質 15.8g
塩分 0.5g
低たんぱく質パン（100g）の場合

ボリュームカツサンド

サクサクした衣が香ばしい、ソースなしでも大満足の食べごたえのあるサンドイッチです。
衣には卵を使わず、小麦粉に水を加えてからめます。
パン粉は水分を加えてからまぶすことで、カツがカラリと仕上がります。

◆材料（1人分）

ライ麦パン※……60g
豚ロース肉（しょうが焼き用）……60g
［小麦粉……10g
　水……20g］
パン粉……15g
揚げ油……適量
にんじん……10g
［キャベツ……40g
　マヨネーズ……大さじ1/2］

※低たんぱく質食パンの場合は1枚（100g）

◆作り方

1 パン粉に霧吹きで水をかけてしっとりさせる。小麦粉と水を混ぜ合わせて豚肉にからめ、パン粉をまぶす。
2 にんじんはせん切りにする。キャベツは細切りにしてラップで包み、電子レンジで40秒加熱し、あら熱がとれたらマヨネーズであえる。
3 揚げ油を170～180℃に熱し、1をカラリと揚げて、油をきる。
4 パンに3、にんじん、キャベツをはさむ。

減塩のポイント
しょうが焼き用の薄めの豚肉をカリッと揚げるので、カツの香ばしさがきわ立ち、ソースなしでもおいしく食べられます。いっしょにはさむにんじんやキャベツにも、塩は使いません。

スパゲティミートソース

野菜をたっぷり使ったミートソースは、たんぱく質控えめです。
スパゲティをゆでる湯には塩を加えないようにしましょう。

◆材料（1人分）

スパゲティ（乾）※ …… 45g
牛ひき肉 …… 50g
玉ねぎ …… 50g
セロリ …… 20g
ピーマン …… 20g
オリーブ油 …… 大さじ1/2
ⓐ
- トマト水煮缶詰め（カットタイプ） …… 50g
- 水 …… 大さじ2
- 塩 …… ミニスプーン1/3（0.4g）
- 砂糖 …… 小さじ1/2
- ロリエ …… 1/4枚
- こしょう …… 少量

※低たんぱく質スパゲティタイプの場合は乾70g

◆作り方

1 玉ねぎ、セロリ、ピーマンはみじん切りにする。
2 フライパンにオリーブ油を中火で熱し、ひき肉をいためる。ぽろぽろになったら玉ねぎ、セロリを加えていためる。
3 しんなりとなったらⓐを加え、汁けがなくなるまで煮つめる。ピーマンを加えて混ぜる。
4 スパゲティをゆで、湯をきる。3に加えてあえ、器に盛る。

たんぱく質を控えるコツ！

スパゲティはめん類の中でも特にたんぱく質が多い食材です。1人分で70gくらいが一般的ですが、このレシピではめんの量を45gと少なめにしています。たっぷり食べたい場合は、低たんぱく質スパゲティタイプを使いましょう。たんぱく質を控え、エネルギーもしっかりとれます。

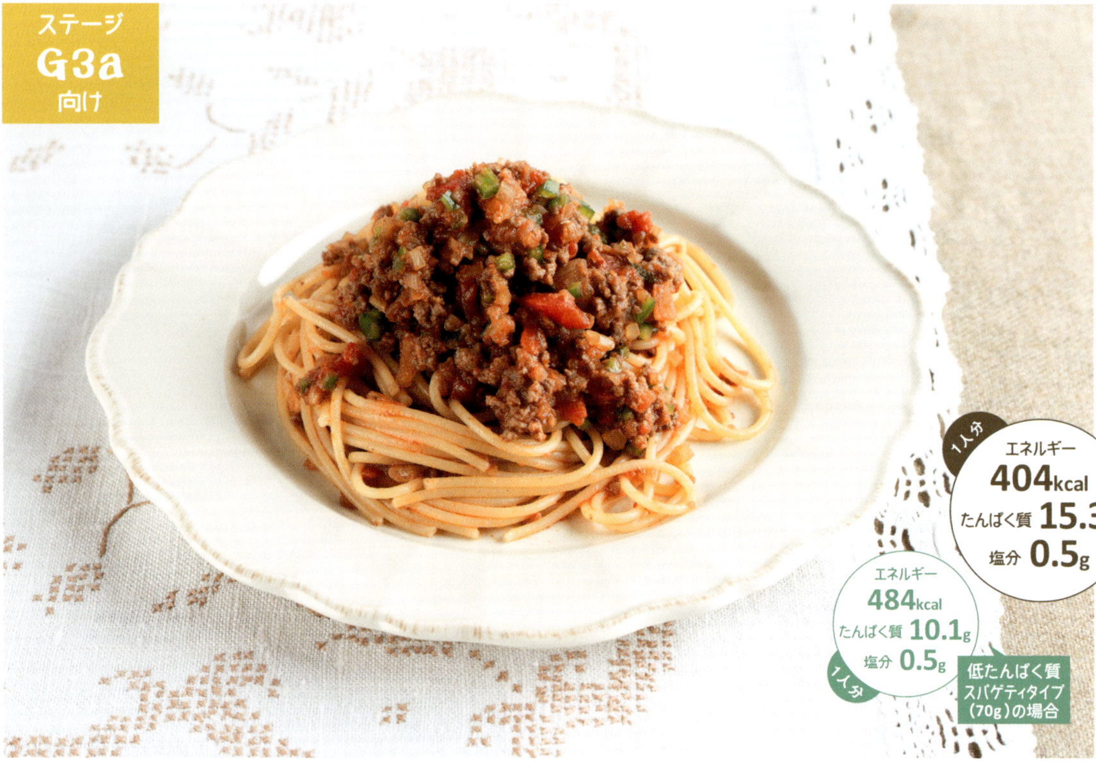

ステージ
G3a
向け

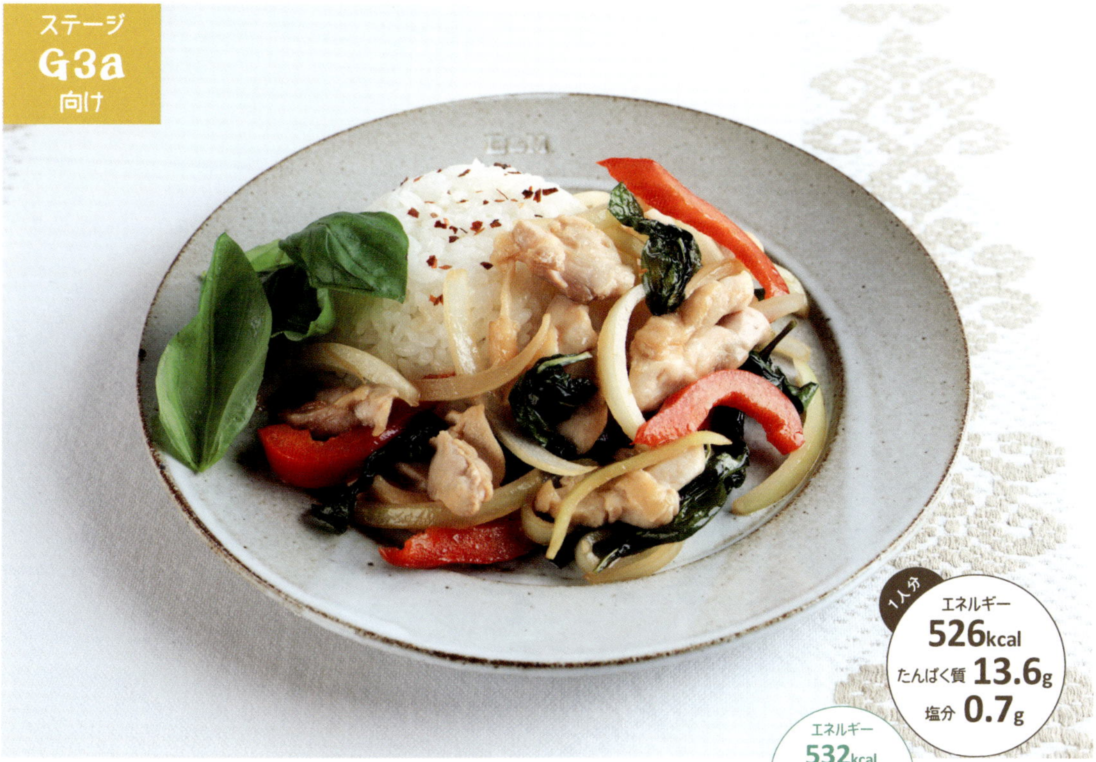

1人分
エネルギー 526kcal
たんぱく質 13.6g
塩分 0.7g

1人分
エネルギー 532kcal
たんぱく質 9.8g
塩分 0.8g
低たんぱく質ごはんの場合

ガパオライス風

バジルの香りがきいて本格的なエスニック料理の味わい。少ない量の肉を食べごたえのある一品に。辛い味が好みなら、いためるときにとうがらしも加えると辛味が増します。

◆材料（1人分）

ごはん	160g
鶏もも肉（皮つき）	50g
塩	ミニスプーン1/6（0.2g）
玉ねぎ	50g
赤パプリカ	30g
にんにく	1/4かけ
バジル	7〜8枚
油	大さじ1
しょうゆ	小さじ1/2
砂糖	小さじ1
バジル（飾り用）	少量
赤とうがらし（刻んだもの）	少量

◆作り方

1 鶏肉は5〜6㎜厚さのそぎ切りにし、塩をふる。玉ねぎ、パプリカは細切りにする。にんにくは包丁の腹でつぶす。

2 フライパンに油、にんにく、バジルを入れて弱火にかけ、いためる。バジルがカリッとしたらとり出す。

3 鶏肉、玉ねぎ、パプリカを加えて中火でいためる。

4 火が通ったらしょうゆと砂糖を加えていため合わせ、2のバジルを戻し入れて火を消す。

5 器にごはんを盛って4をかける。生のバジルを飾り、ごはんにとうがらしを散らす。

たんぱく質を控えるコツ!

一般的に、ガパオライスはひき肉で作りますが、このレシピでは鶏もも肉を使用。同じ50gの鶏肉でも、ひき肉よりそぎ切りにしたもも肉のほうが食べごたえがあります。

ハマチの薬味混ぜずし

1人分
エネルギー 443kcal
たんぱく質 15.3g
塩分 0.3g

低たんぱく質ごはんの場合
1人分
エネルギー 447kcal
たんぱく質 11.4g
塩分 0.3g

魚は薄いそぎ切りにしてすし飯に混ぜ込むと、量の少なさが気になりません。すし飯にも減塩のくふうがいっぱいです。

◆材料（1人分）

- 炊きたてのごはん……160g
  - 酢……大さじ2
  - 砂糖……小さじ1
- ハマチ（刺し身用のさく）……50g
- ごま油……小さじ1
- しょうゆ……小さじ1/4
- 青じそ……3枚
- みょうが……1個（10g）
- しょうがのみじん切り……小さじ1
- いり白ごま……小さじ1（2g）

◆作り方

1 酢と砂糖をよく混ぜ合わせ、ごはんに加えて混ぜ、人肌程度にさます。
2 ハマチは薄くそぎ切りにし、ごま油としょうゆをからめる。
3 青じそは小さくちぎる。みょうがは小口切りにする。
4 1に2、3、しょうがを加えてさっくりと混ぜる。器に盛り、ごまをふる。

減塩のポイント
すし酢には塩を使いません。青じそ、みょうが、ごまといった香りのある食材を混ぜ込むことで、おいしいすし飯になります。ハマチは薄く切って下味をつけることが減塩のポイント。

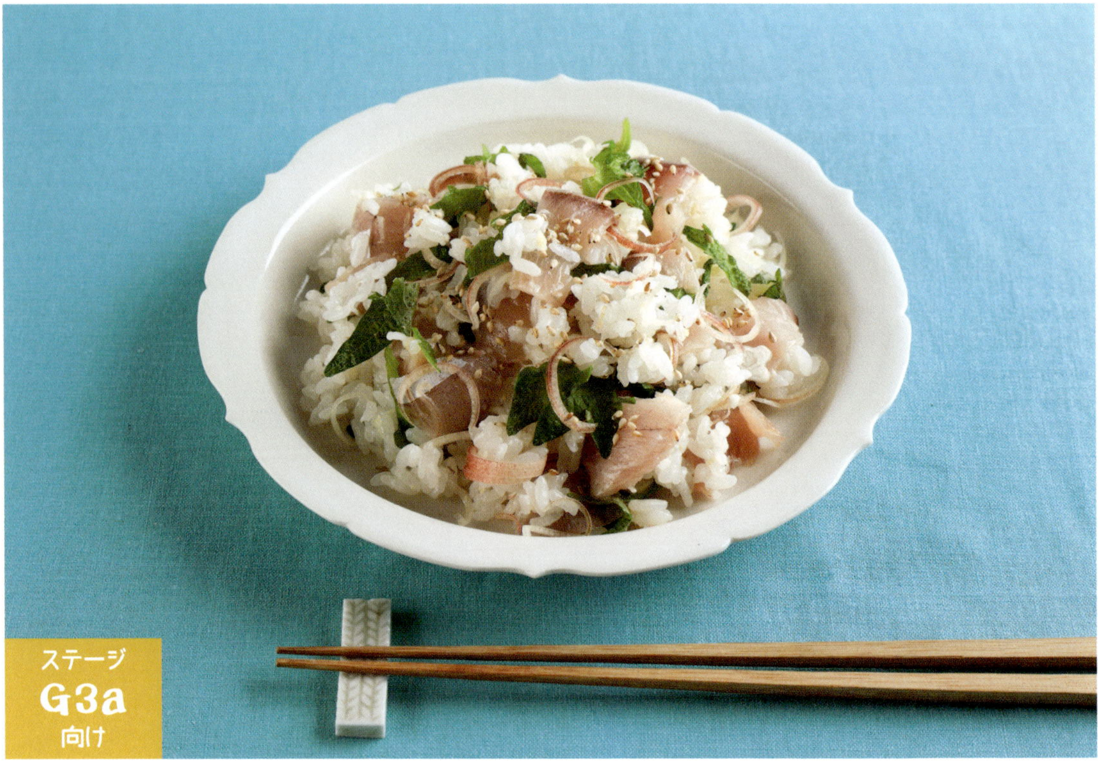

ステージ
G3b
向け

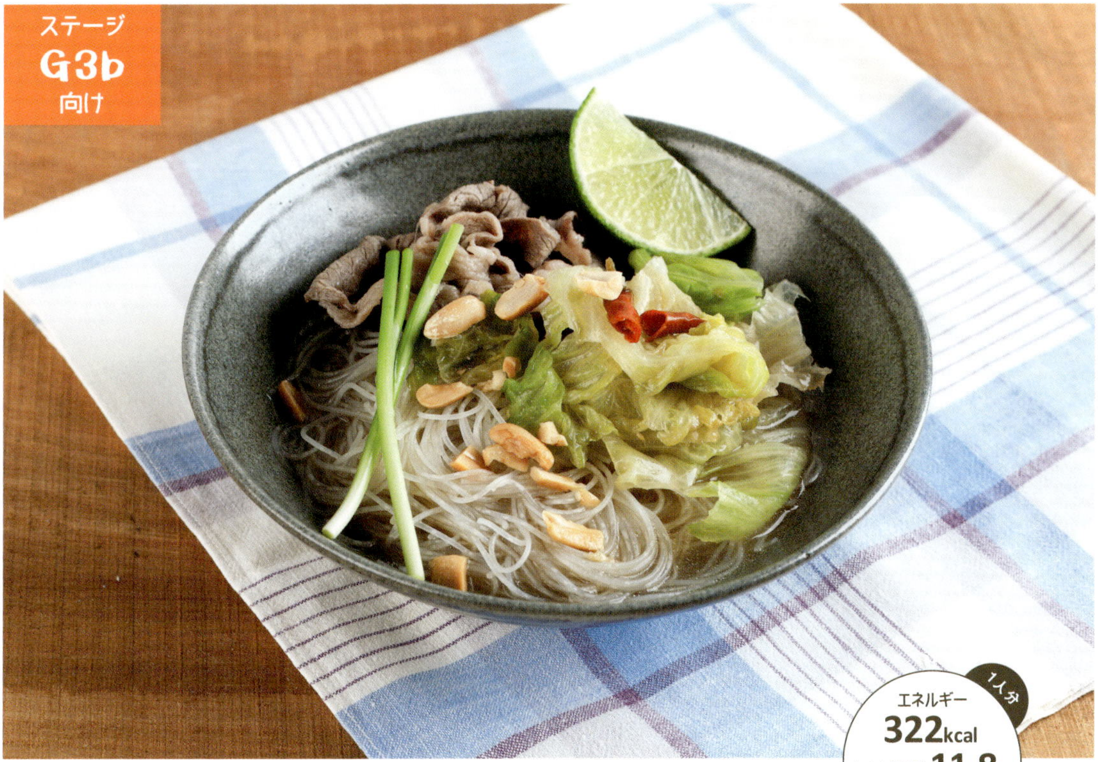

1人分
エネルギー 322kcal
たんぱく質 11.8g
塩分 1.0g

牛しゃぶとレタスの汁ビーフン

少ない量でもボリュームが出るしゃぶしゃぶ用の肉を具材にした、さっぱりとした汁めんです。
仕上げのライムやピーナッツが本格的な味を演出。

◆材料（1人分）

ビーフン（乾）		40g
牛肩ロース薄切り肉（しゃぶしゃぶ用）		40g
レタス		2枚（50g）
ⓐ	だし	180㎖
ⓐ	塩	ミニスプーン2/3（0.8g）
ⓐ	にんにくの薄切り	1/4かけ分
ⓐ	赤とうがらし（種を除く）	1/2本
ⓐ	こしょう	少量
ライムのくし形切り		20g
小ねぎ		少量
ピーナッツ（あらく刻む）		5g

◆作り方

1 なべに湯を沸かしてビーフンを入れ、火を消す。2〜3分おいてもどし、湯をきる。
2 なべにⓐを合わせて中火で煮立てる。牛肉を入れて火を通し、アクを除く。
3 レタスをちぎりながら加え、しんなりとなったら1を加えてひと煮する。
4 汁ごと器に盛り、ライム、小ねぎを添え、ピーナッツを散らす。ライムを搾って食べる。

たんぱく質を控えるコツ！

ビーフンは米粉から作られた細いめん。1食分40gに含まれるたんぱく質は2.8gなので、ごはん1食分160gのたんぱく質4.0gよりも控えめです。ただし、エネルギーも少ないので、献立の組み合わせにくふうが必要です。

クロワッサンのバインミー風

1人分
エネルギー 352kcal
たんぱく質 11.6g
塩分 0.6g

低たんぱく質パンの場合
1人分
エネルギー 349kcal
たんぱく質 9.5g
塩分 0.3g

バインミーはフランスパンに肉や野菜をはさんだベトナムのサンドイッチです。
パンをクロワッサンに代えて、たんぱく質を控え、エネルギーをプラスしました。

◆材料（1人分）

クロワッサン	1個（50g）
豚ロース薄切り肉（しゃぶしゃぶ用）	40g
大根	30g
にんじん	15g
ⓐ 砂糖	小さじ1
ⓐ 酢	大さじ1
ⓐ 赤とうがらし（刻んだもの）	少量
小ねぎの小口切り	少量

◆作り方

1 なべに湯を煮立て、豚肉をゆでて火を通す。湯をきってあら熱をとる。
2 大根、にんじんは細切りにし、ⓐをからめてしんなりとなるまでおく。
3 クロワッサンに切り込みを入れ、1、2、小ねぎをはさむ。

たんぱく質を控えるコツ！

クロワッサンは脂質が多いため、パンの中ではたんぱく質が少なめです。さらにたんぱく質を減らしたい場合は、クロワッサンタイプの低たんぱく質パンに代えましょう。

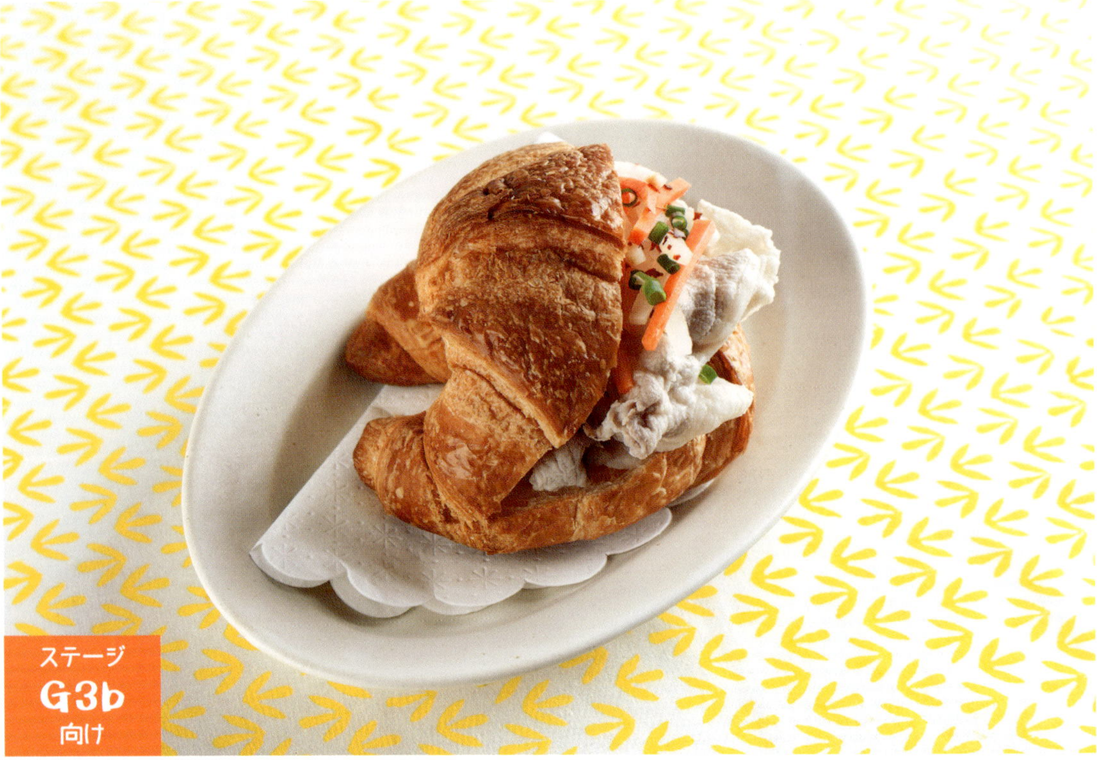

ステージ G3b 向け

ステージ
G3b
向け

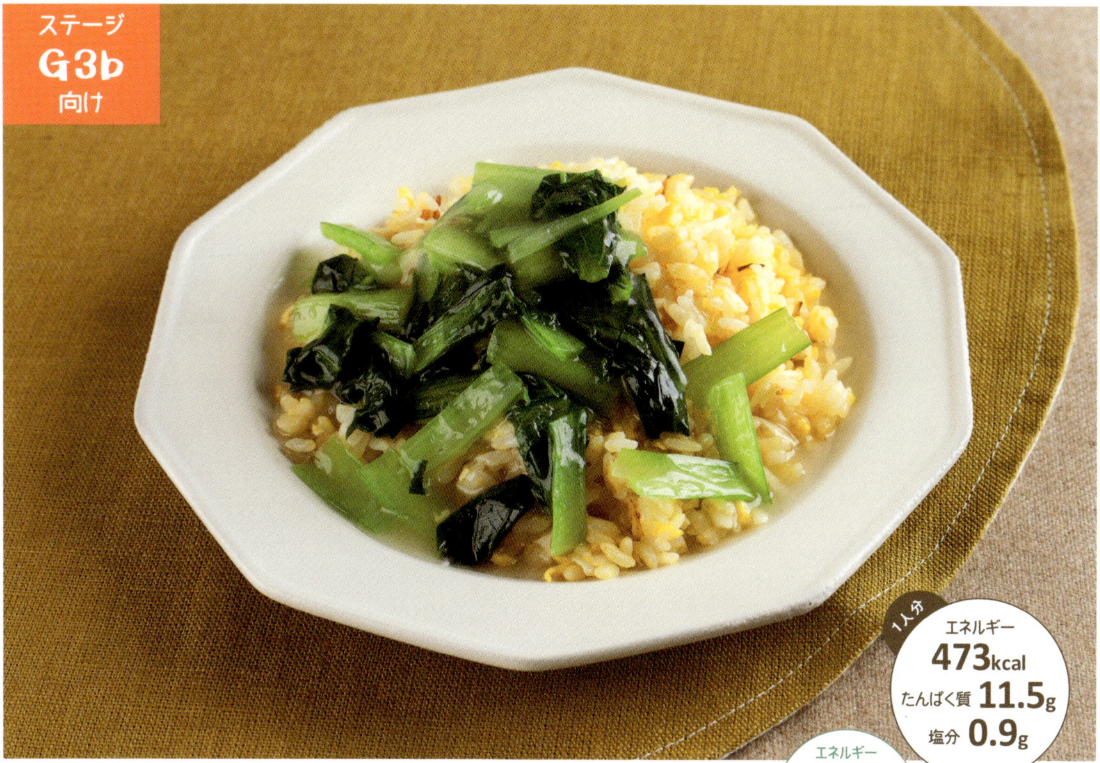

1人分
エネルギー 473kcal
たんぱく質 11.5g
塩分 0.9g

低たんぱく質ごはんの場合
1人分
エネルギー 477kcal
たんぱく質 7.8g
塩分 1.0g

青菜あんかけチャーハン

ごはん全体にしっかり味をつけようとすると塩分が多くなってしまうので、調味料はあんに集中させて、料理の味にめりはりをつけます。

◆材料（1人分）

ごはん	160g
卵	小1個（50g）
ねぎ	20g
油	大さじ1/2
小松菜	50g
ごま油	小さじ1
ⓐ だし	1/2カップ
ⓐ 塩	ミニスプーン1/2（0.6g）
ⓐ こしょう	少量
かたくり粉	小さじ2
水	小さじ2

◆作り方

1 ねぎは5mm角に切る。
2 フライパンに油を中火で熱してねぎをいため、ごはんを加える。卵をといて流し入れ、ぽろぽろになるまでいためて器に盛る。
3 青菜あんを作る。小松菜は2cm幅に切る。2のフライパンにごま油を中火で熱して小松菜をいため、しんなりとなったらⓐを加える。
4 煮立ったら水どきかたくり粉でとろみをつけ、2にかける。

減塩のポイント
青菜あんをかけるので、チャーハン自体には塩味をつけません。とろみのあるあんがチャーハンにからみ、塩分を補ってちょうどよい味になります。

主食にたんぱく質調整食品を活用！

慢性腎臓病（CKD）ステージG3bでは、たんぱく質を一日40g前後に制限しますが、これは簡単なことではありません。普通の食品だけでこの食事制限を行なおうとすると、朝昼夕3食の主食のたんぱく質だけで軽く15gを超えてしまいます。魚や肉などから摂取できるたんぱく質量はわずか25gになってしまうのです。

そこで、ぜひ活用してほしいのがたんぱく質調整食品です。主食をたんぱく質調整食品に置き替えれば、ごはんやパンからのたんぱく質量をおさえられ、その分、魚や肉、卵、豆腐といった良質のたんぱく質を多めにとることができます。エネルギーは普通のごはんやパンとあまり変わらないので、食べる量を減らさずに、エネルギーをしっかりとることも可能です。

ごはん、パン、めん、それぞれに、さまざまな商品があります。長期保存できるものが多く、手軽に使えます。

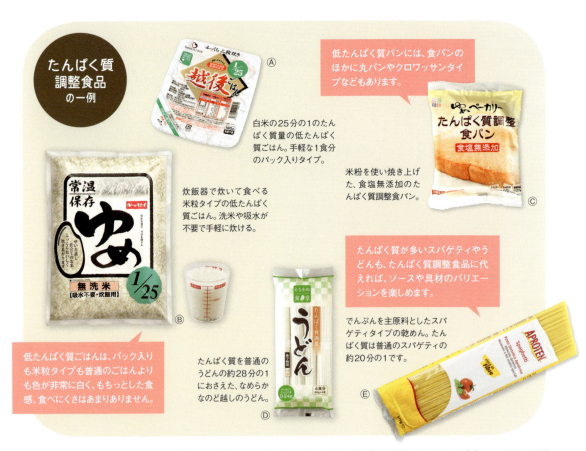

たんぱく質調整食品の一例

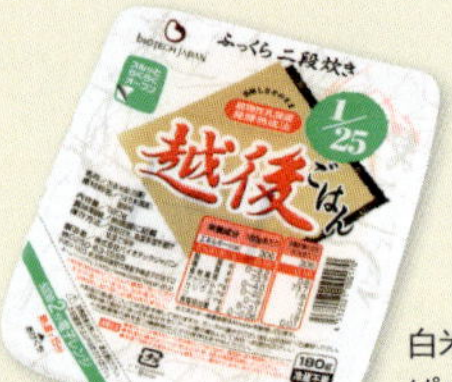

Ⓐ

白米の25分の1のたんぱく質量の低たんぱく質ごはん。手軽な1食分のパック入りタイプ。

低たんぱく質パンには、食パンのほかに丸パンやクロワッサンタイプなどもあります。

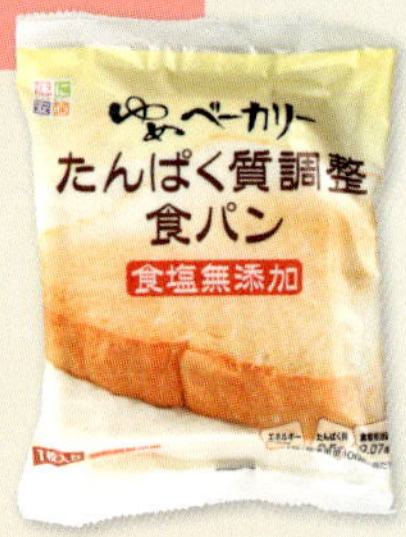

米粉を使い焼き上げた、食塩無添加のたんぱく質調整食パン。

Ⓒ

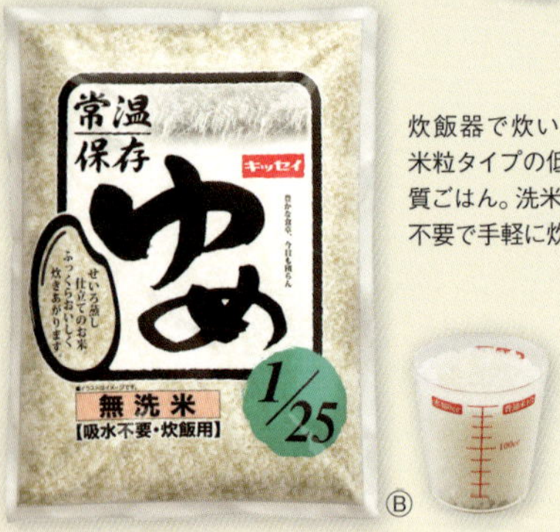

炊飯器で炊いて食べる米粒タイプの低たんぱく質ごはん。洗米や吸水が不要で手軽に炊ける。

Ⓑ

低たんぱく質ごはんは、パック入りも米粒タイプも普通のごはんよりも色が非常に白く、もちっとした食感。食べにくさはあまりありません。

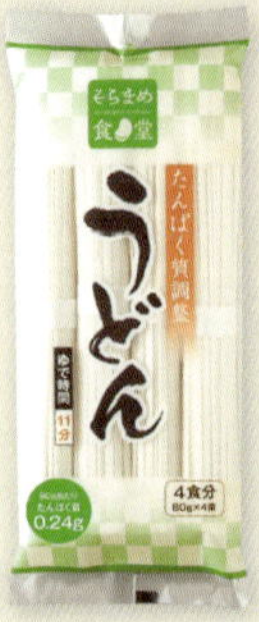

たんぱく質を普通のうどんの約28分の1におさえた、なめらかなのど越しのうどん。

Ⓓ

たんぱく質が多いスパゲティやうどんも、たんぱく質調整食品に代えれば、ソースや具材のバリエーションを楽しめます。

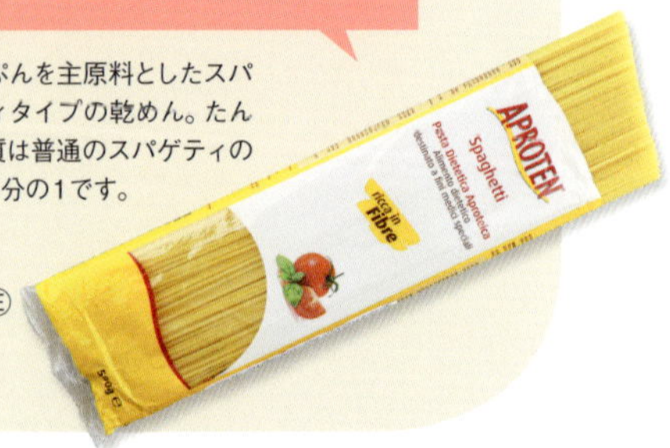

でんぷんを主原料としたスパゲティタイプの乾めん。たんぱく質は普通のスパゲティの約20分の1です。

Ⓔ

紹介している商品はインターネットやカタログ通販などで購入可能です。商品に関するお問い合わせは Ⓐ木徳神糧（株）0120-885-870／ⒷⒸキッセイ薬品工業（株）キッセイ食事サポートサービス0120-515-260／Ⓓ（株）ヘルシーネットワーク ヘルシーネットワークお客様相談窓口0120-680-357／Ⓔハインツ日本（株）0120-370-655

腎臓にやさしい
小さなおかず

Part 3

腎臓病の食事療法では、
塩分をとりすぎないようにすることも重要です。
香り、酸味、うま味などをじょうずに使って
おいしく減塩するコツが満載の副菜を紹介します。
塩分が多くなりがちな汁物やスープも、
シンプルな味つけで素材の味を楽しみながら減塩しましょう。
エネルギー補給ができるおやつやデザートのレシピもおすすめです。

塩分控えめの副菜

香り で減塩！

おいしく減塩するには、塩味以外の味や風味をうまく使うことがポイントになります。
香りもその一つです。スパイスや香味野菜などの香りをいかした副菜のレシピを紹介します。

香りをきかせて減塩するコツ！

カレー粉、こしょう、さんしょうなどの粉末スパイスは、ひとふりで手軽に香りをプラスすることができ、塩分を控えた料理をおいしく仕上げてくれます。保存しやすく常備できる点も便利です。

からし、わさび、しょうが、にんにく、ねぎといった定番の薬味も、料理の味を引き立て、減塩に役立ちます。ゆずの皮、パセリ、香菜《しゃんつぁい》、青じそ、みょうがなど、独特の香りがある食材も減塩の味方。刻んであえ物に加えるだけで手軽です。好みのものを使いましょう。

食材に焼き目をつけて、香ばしさを出す方法もおすすめです。

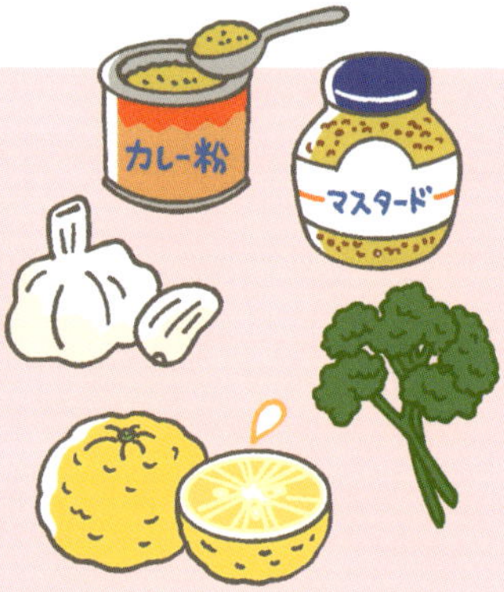

1人分

エネルギー **17kcal**
たんぱく質 **1.6g**
塩分 **0.3g**

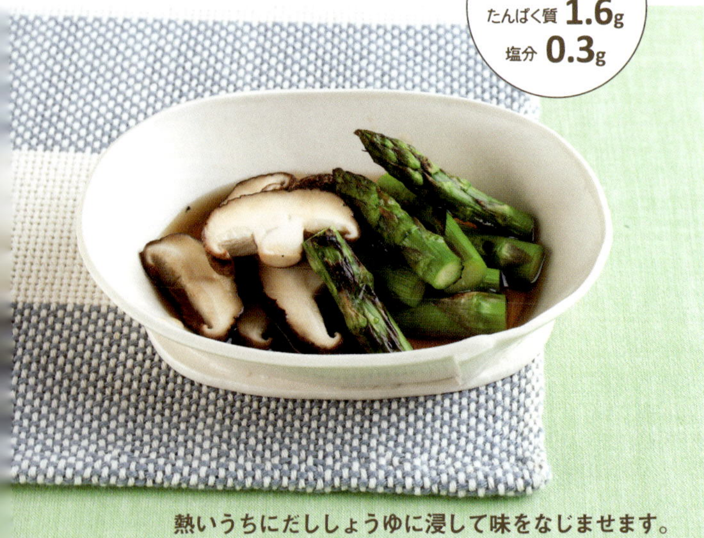

熱いうちにだししょうゆに浸して味をなじませます。
きのこは好みのものに代えても OK です。

アスパラとしいたけの焼き浸し

◆材料（1人分）

グリーンアスパラガス……2本（30g）
しいたけ……2個（20g）
ⓐ だし……大さじ1
ⓐ みりん・しょうゆ……各小さじ1/3

◆作り方

1 アスパラガスは根元のかたい部分を除き、根元側の皮をむく。しいたけは軸を除く。
2 1をグリルで5～6分こんがりと焼く。
3 ⓐを混ぜ合わせる。
4 焼き上がった2を食べやすく切り、熱いうちに3に浸す。

減塩のポイント

焼き野菜の香ばしさが味のポイントになるので、焦げ目がつくまでしっかりと焼いてください。

五目カレーきんぴら

5種類の素材それぞれの食感が楽しめるきんぴら。
しょうゆは加えず、カレー風味に仕上げます。

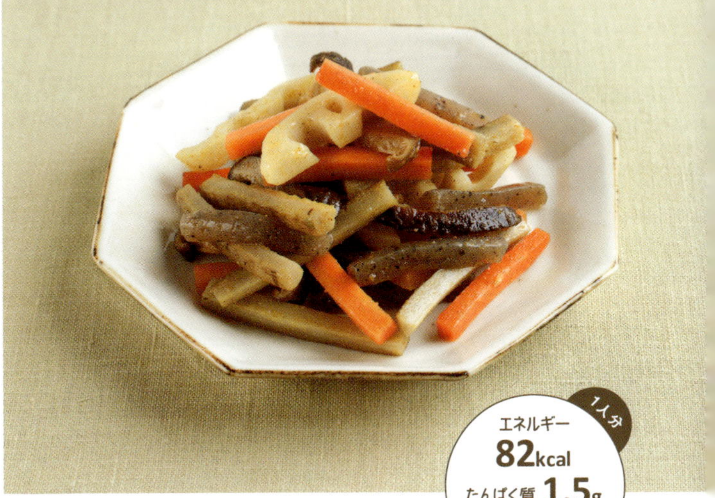

1人分
エネルギー 82kcal
たんぱく質 1.5g
塩分 0.5g

◆材料（1人分）

ごぼう・にんじん・こんにゃく・れんこん……各20g
干ししいたけ……1個（2g）
オリーブ油……小さじ1
カレー粉……小さじ1/6
ⓐ みりん……小さじ1/3
ⓐ 塩……ミニスプーン1/3（0.4g）
ⓐ だし……1/4カップ

◆作り方

1 ごぼう、にんじん、こんにゃくは4〜5cm長さの拍子木切りにし、こんにゃくは下ゆでする。れんこんは5mm厚さの輪切りにし、棒状に切る。干ししいたけはもどして軸を除き、5mm幅に切る。
2 フライパンにオリーブ油を中火で熱し、1をいためる。油がよくなじんだらカレー粉をふり入れて軽くいため、ⓐを加える。
3 ときどき混ぜながら、ごぼうがやわらかくなり、汁けがほとんどなくなるまでいため煮にする。

減塩のポイント
カレー粉はいためることで香りが引き出されるので、煮汁を加える前にふり入れましょう。

ほうれん草としめじの柚香あえ

しょうゆを控えめに、ゆずの香りをほどよくきかせて。
ほうれん草の代わりに小松菜や青梗菜でもよいでしょう。

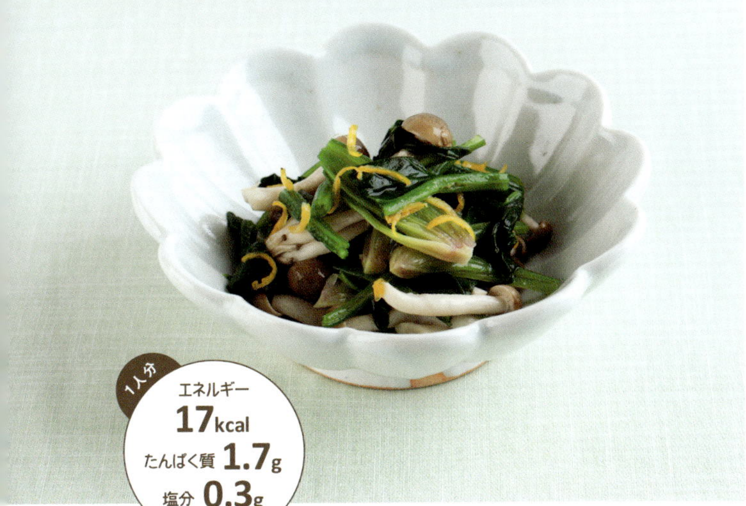

1人分
エネルギー 17kcal
たんぱく質 1.7g
塩分 0.3g

◆材料（1人分）

ほうれん草……2株（40g）
しめじ……1/4パック（25g）
ⓐ ゆずの搾り汁……大さじ1
ⓐ だし……大さじ1
ⓐ しょうゆ……小さじ1/3
ゆずの皮のせん切り……少量

◆作り方

1 ほうれん草はゆでて冷水にとり、手早くさます。水けを絞って3〜4cm長さに切る。
2 しめじは石づきを除いてほぐす。アルミ箔《はく》でぴったりと包み、グリルで5分蒸し焼きにして火を通す。
3 ⓐを混ぜ合わせ、2を蒸し汁ごと加える。1とゆずの皮を加えてあえる。

減塩のポイント
ゆずの香りをきかせることで、調味料を減らせるので塩分をぐっとおさえられます。

にんじんの
パセリサラダ

にんじんは太めに切り、ゆで時間を短めに。
あえて歯ごたえを残して食感を楽しみましょう。

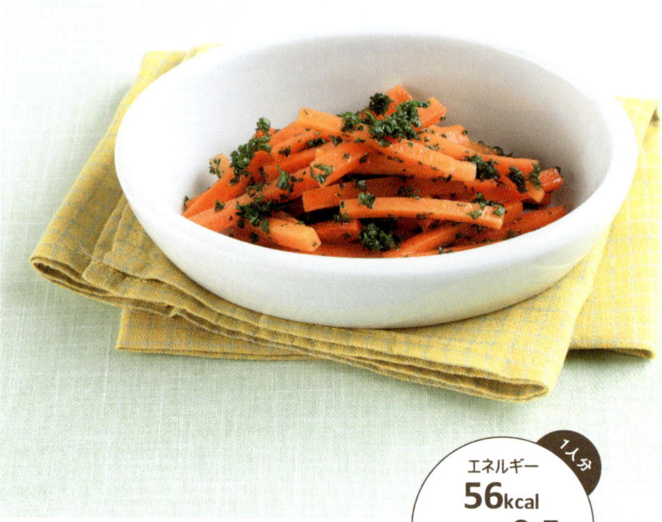

◆材料（1人分）

- にんじん……1/3本（50g）
- 塩……ミニスプーン1/3（0.4g）
- レモン汁……小さじ2
- オリーブ油……小さじ1
- パセリのみじん切り……大さじ1

◆作り方

1 にんじんは3〜4㎝長さの太めのせん切りにする。熱湯で2分ゆで、ざるにあげて湯をきる。熱いうちに塩とレモン汁をからめる。

2 さめたらオリーブ油とパセリを加えてあえる。

減塩のポイント

塩はにんじんが熱いうちにからめると味がなじみやすいです。香りを生かしたいパセリとオリーブ油は、さめてから加えます。

1人分
エネルギー 56kcal
たんぱく質 0.5g
塩分 0.4g

焼きなすの香《しゃん》菜《つあい》あえ

香菜《しゃんつあい》の代わりに三つ葉、せりなどを使うと、
まったく違った香りと味わいが楽しめます。

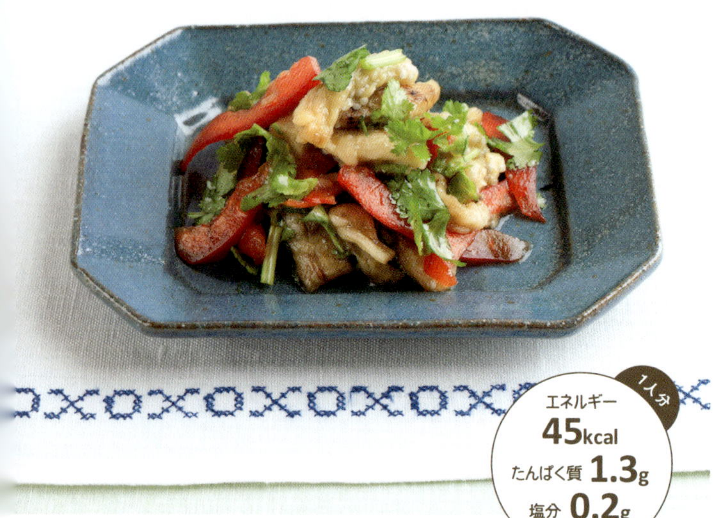

◆材料（1人分）

- なす……1本（80g）
- 赤パプリカ……15g
- 香菜《しゃんつあい》……10g
- ⓐしょうゆ……ミニスプーン1（0.2g）
- ⓐごま油……小さじ1/2

◆作り方

1 なすはグリルで10分ほどこんがりと焼いて皮をむき、一口大に切る。

2 赤パプリカは薄切りにする。香菜《しゃんつあい》は5㎜幅に刻む。

3 1と2を合わせ、ⓐを加えてあえる。

減塩のポイント

シンプルな味つけに香菜《しゃんつあい》の香りがアクセント。香菜《しゃんつあい》は、根があれば細かく刻んで少量加えると、香りが強くなります。

1人分
エネルギー 45kcal
たんぱく質 1.3g
塩分 0.2g

ひよこ豆のマスタードサラダ

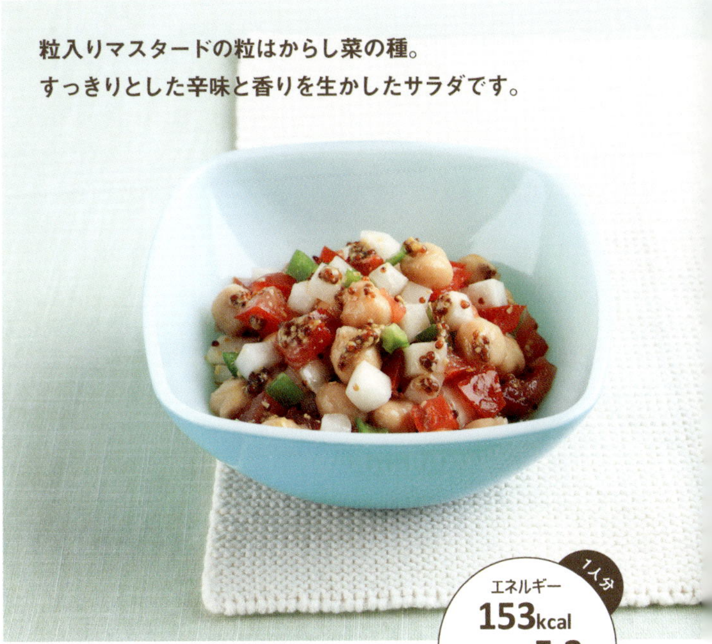

粒入りマスタードの粒はからし菜の種。
すっきりとした辛味と香りを生かしたサラダです。

◆材料(1人分)

- ひよこ豆(ゆで)……40g
- 酢……小さじ1
- トマト……1/4個(50g)
- かぶ……1/4個(20g)
- 玉ねぎ……15g
- ピーマン……小1/2個(10g)
- ⓐ 塩……ミニスプーン1/6(0.2g)
- ⓐ オリーブ油……小さじ1
- ⓐ 粒入りマスタード……小さじ2(10g)
- ⓐ レモン汁……小さじ2

◆作り方

1 なべにひよこ豆と水(分量外)を入れて火にかけ、1〜2分煮立てて豆を温める。湯をきり、熱いうちに酢をからめてさます。

2 トマトは種を除いて1cm角に切る。かぶ、玉ねぎ、ピーマンは7mm角に切る。

3 1と2を合わせ、ⓐを順に加えてあえる。

1人分
エネルギー 153kcal
たんぱく質 5.3g
塩分 0.6g

減塩のポイント
豆は味が入りづらいので、温めて先に酢をからめておくと、全体の味がまとまります。

もやしとピーマンのさんしょうあえ

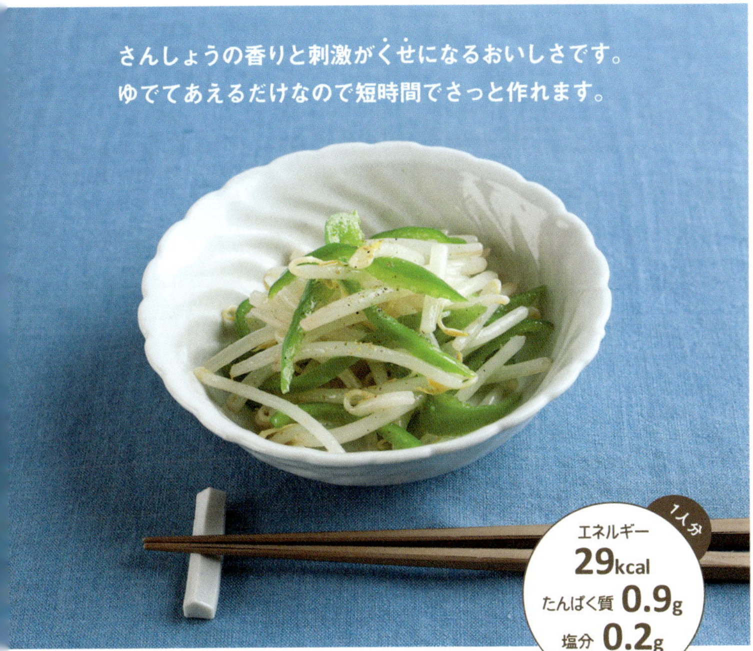

さんしょうの香りと刺激がくせになるおいしさです。
ゆでてあえるだけなので短時間でさっと作れます。

1人分
エネルギー 29kcal
たんぱく質 0.9g
塩分 0.2g

◆材料(1人分)

- もやし……1/4袋(50g)
- ピーマン……小1個(20g)
- ⓐ ごま油……小さじ1/2
- ⓐ 粉ざんしょう……少量
- ⓐ 塩……ミニスプーン1/6(0.2g)

◆作り方

1 もやしはひげ根を除き、ピーマンは細切りにする。

2 1を熱湯でさっとゆで、ざるにあげて湯をよくきる。熱いうちにⓐを順に加えてあえる。

減塩のポイント
粉ざんしょうの香りと刺激が塩味を引き立てます。ゆでたあと、水けをよくきってからあえましょう。

塩分控えめの副菜

酸味で減塩！

酢や柑橘《かんきつ》類などで酸味をきかせた、さっぱりとした味つけの副菜は、
減塩に役立つうえに、献立全体の味のバリエーションも豊かにしてくれます。

酸味をきかせて減塩するコツ！

酢を使った料理の定番といえば、ピクルスや酢の物ですが、いため物や煮物などに加えて加熱すると、酸味がまろやかになり、独特の味わいが出ます。

レモン、ゆず、すだちといった柑橘《かんきつ》類の搾り汁は、さわやかな香りと酸味が味わえます。料理の仕上げに搾るのもよいでしょう。

梅干しも酸味のある食材ですが、塩分に注意が必要です。塩分が何%含まれているか表示を確認して、低塩のものを選びましょう（本書のレシピでは塩分7%のものを使用しています）。

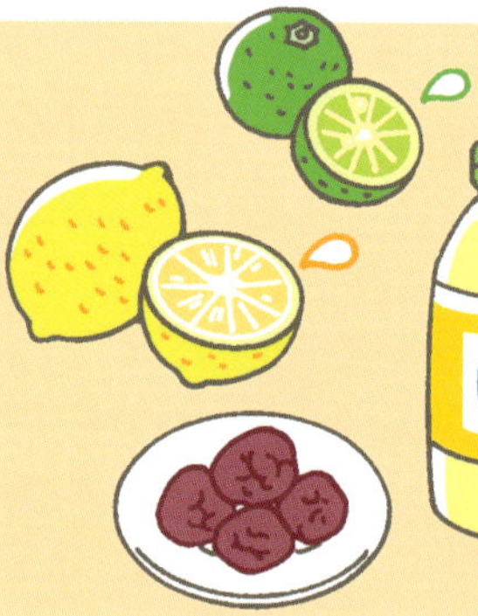

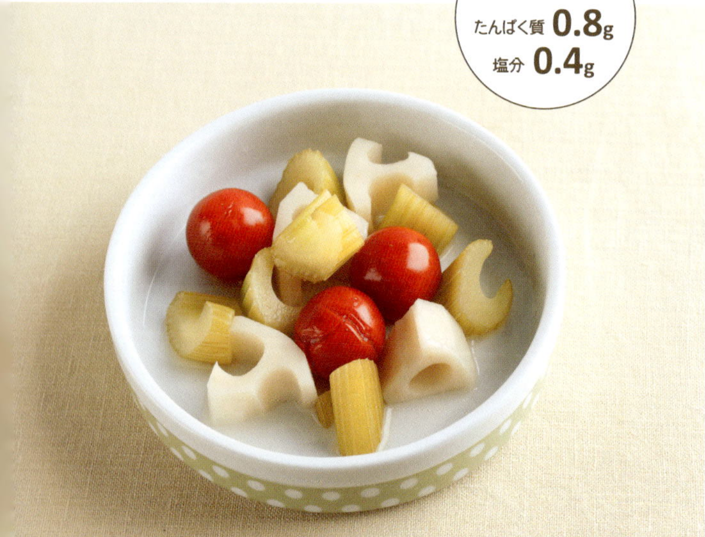

1人分
エネルギー **48kcal**
たんぱく質 **0.8g**
塩分 **0.4g**

さっぱりとしたピクルスは、箸《はし》休めにぴったり。
塩分控えめなので、保存は冷蔵庫で。

サラダピクルス

◆材料（1人分）

セロリ	1/3本（30g）
ミニトマト	3個（30g）
れんこん	20g
ⓐ 酢	大さじ6
ⓐ 水	大さじ2
ⓐ 塩	ミニスプーン1/3（0.4g）
ⓐ ロリエ	1/4枚

◆作り方

1 セロリとれんこんは小さめの乱切りにする。熱湯で30～40秒ゆでて湯をきる。
2 ⓐを合わせ、1を熱いうちにつける。
3 ミニトマトはへたを除き、竹串で全体に穴をあける。2がさめたら加え、20分ほどおいて味をなじませる。

減塩のポイント
より減塩したい場合は、塩を使わずに酢、水、ロリエだけで漬けてもおいしく食べられます。

えのきとわかめの酢いため

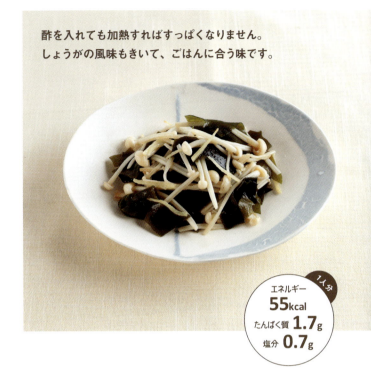

酢を入れても加熱すればすっぱくなりません。
しょうがの風味もきいて、ごはんに合う味です。

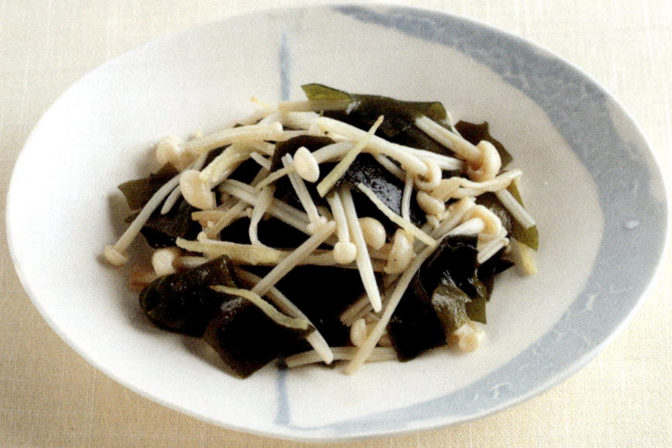

1人分
エネルギー 55kcal
たんぱく質 1.7g
塩分 0.7g

◆材料(1人分)

えのきたけ	40g
カットわかめ	3g
しょうが	1/2かけ
ごま油	小さじ1
酢	小さじ2

◆作り方

1 わかめは水でもどして水けをきる。えのきたけは根元を除き、長さを半分に切ってほぐす。しょうがはせん切りにする。
2 フライパンにごま油を中火で熱し、しょうがをいためる。
3 香りが立ったらわかめとえのきたけを加えてさっといため、酢を加えていため合わせる。

減塩のポイント
いためると酢の酸味はうすくなり、甘味やうま味が残ります。塩を加えなくてもしっかりとした味に。

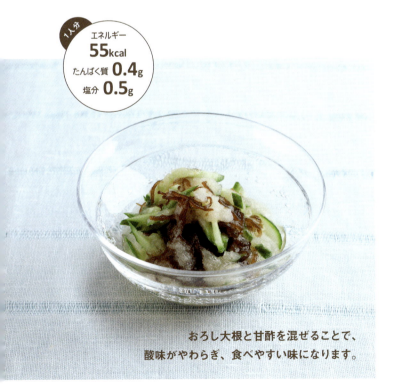

もずくときゅうりの甘酢おろしあえ

1人分
エネルギー 55kcal
たんぱく質 0.4g
塩分 0.5g

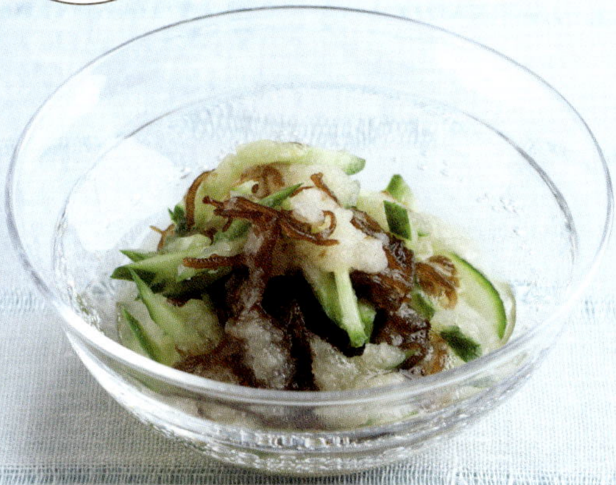

おろし大根と甘酢を混ぜることで、
酸味がやわらぎ、食べやすい味になります。

◆材料(1人分)

	もずく	30g
	きゅうり	20g
	大根	80g
a	酢	大さじ3
a	砂糖	大さじ1
a	塩	ミニスプーン1/3(0.4g)

◆作り方

1 きゅうりは細切りにする。大根はすりおろし、汁けをきる。
2 aを混ぜ合わせ、1のおろし大根に加えて混ぜる。
3 もずくときゅうりを合わせ、2であえる。

減塩のポイント
市販の味つけもずくは塩分が多いので、かならず調味されていないものを使ってください。

三色酢ナムル

材料ごとに微妙に味つけを変えて、
料理全体の味にめりはりをつけています。

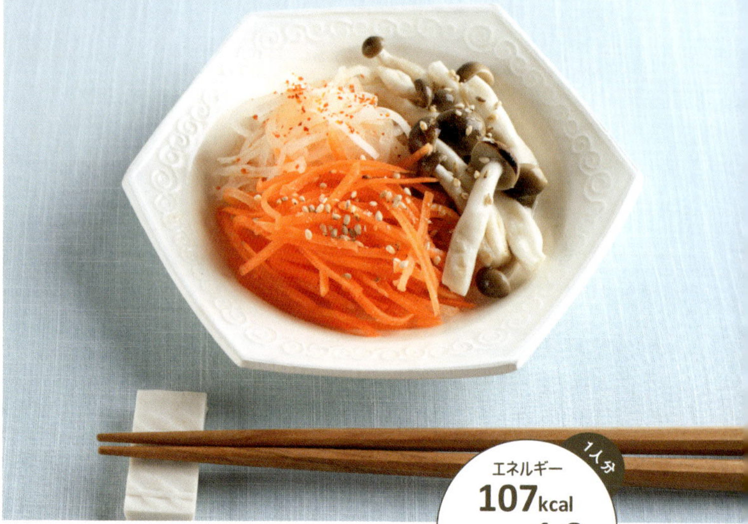

◆材料（1人分）

大根……50g
にんじん……30g
しめじ……40g

ⓐ
- ごま油……小さじ1/2
- 酢……小さじ2
- 砂糖……小さじ1
- 一味とうがらし……少量

ⓑ
- ごま油……小さじ1/2
- 酢……小さじ1
- 塩……ミニスプーン1/6（0.2g）

ⓒ
- ごま油……小さじ1/2
- 酢……小さじ1

いり白ごま……小さじ2/3

◆作り方

1 大根とにんじんは4～5㎝長さのせん切りにし、それぞれラップで包む。いっしょに電子レンジで40～50秒加熱する。

2 しめじは石づきを除いてほぐす。アルミ箔《はく》でぴったりと包み、グリルで5分蒸し焼きにして火を通す。

3 大根はⓐ、にんじんはⓑ、しめじはⓒであえ、器に盛り合わせてごまをふる。

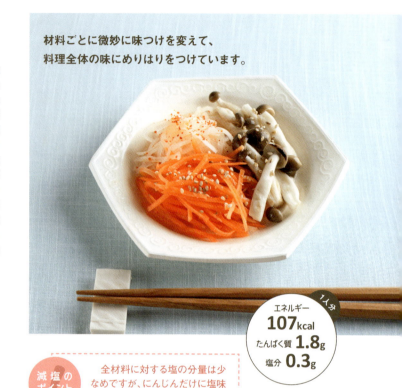

1人分
エネルギー 107kcal
たんぱく質 1.8g
塩分 0.3g

減塩のポイント
全材料に対する塩の分量は少なめですが、にんじんだけに塩味をつけるので、味を濃く感じます。

ごぼうの梅煮

ゆでたごぼうをたたき、味をしみ込みやすくします。
梅干しの酸味、塩味、香りが味の決め手です。

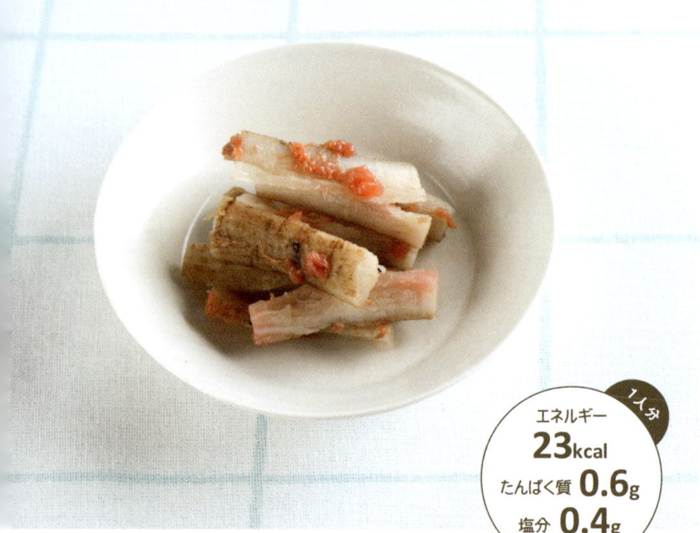

◆材料（1人分）

ごぼう……30g

ⓐ
- だし……1/4カップ
- みりん……小さじ1/3
- 梅干し（塩分7%の低塩タイプ）……5g

◆作り方

1 ごぼうは4～5㎝長さに切り、やわらかくなるまで20分ほどゆでて湯をきる。すりこ木でたたいて割れ目を入れ、細切りにする。

2 なべにⓐを合わせて1を加え、ときどき混ぜながら、ほとんど汁けがなくなるまで煮る。

1人分
エネルギー 23kcal
たんぱく質 0.6g
塩分 0.4g

減塩のポイント
一般的な梅干しの塩分は20%前後です。「低塩」の表示があっても、塩分15%くらいのものもあるので、よく確認して選びましょう。

グレープフルーツと大和芋のあえ物

グレープフルーツと酢の2種類の酸味で減塩。
大和芋ときくらげの食感が楽しいあえ物です。

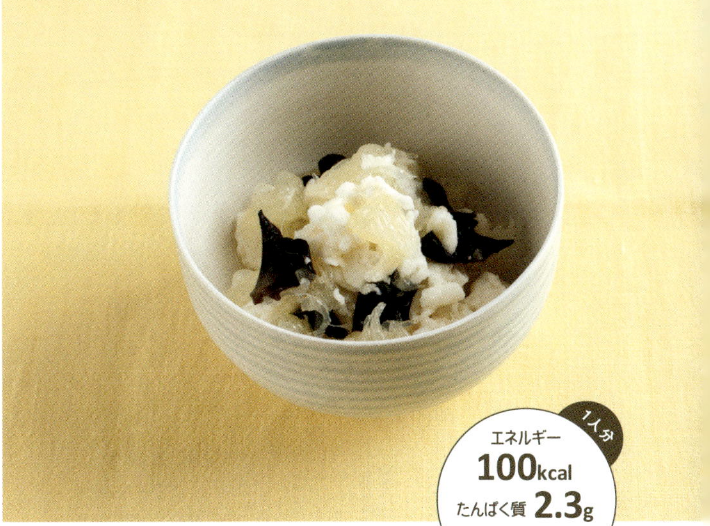

1人分
エネルギー 100kcal
たんぱく質 2.3g
塩分 0.4g

◆材料（1人分）

グレープフルーツ……1/4個(50g)
大和芋……40g
きくらげ(乾)……2g
ⓐ
- 酢……大さじ2
- 水……大さじ1
- 砂糖……小さじ2
- 塩……ミニスプーン1/3(0.4g)

◆作り方

1 きくらげは水でもどす。石づきを除いて食べやすい大きさに切り、さっとゆでる。
2 大和芋は皮をむいて酢水（分量外）に20分さらす。流水でぬめりを落とし、水けをふいて一口大に切る。ポリ袋に入れ、袋の外側からすりこ木でたたいてつぶす。
3 グレープフルーツは薄皮をむいて、果肉を大きくほぐす。
4 ⓐを混ぜ合わせ、2に加えて混ぜ合わせる。1と3を加えてあえる。

減塩のポイント
調味料をたたいた大和芋と先によくなじませ、あえ衣のようにすると、全体に味がからみやすくなります。

アボカドとサーモンの酢みそあえ

酢みそあえですが、アボカドやオリーブ油を使っているので、洋風の献立にも合います。

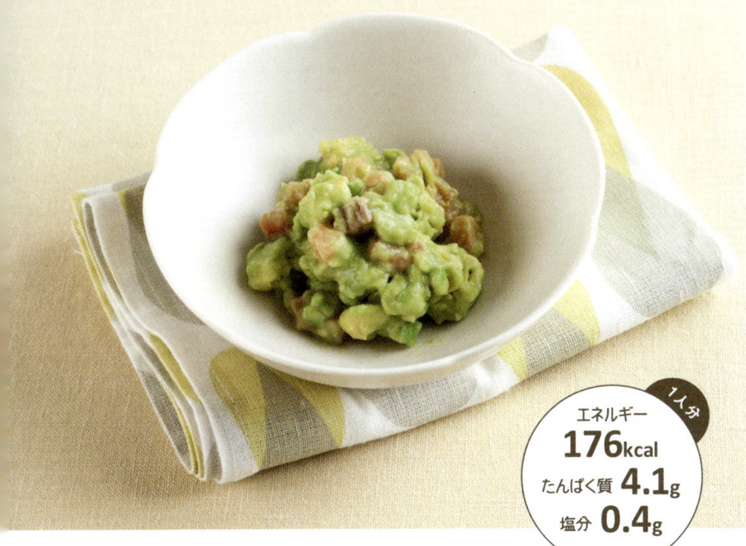

1人分
エネルギー 176kcal
たんぱく質 4.1g
塩分 0.4g

◆材料（1人分）

- アボカド……1/3個(60g)
- レモン汁……小さじ1

- サーモン(刺し身用)……10g
- オリーブ油……小さじ1/2

ⓐ
- 西京みそ・酢……各小さじ1
- 砂糖……小さじ1/2

◆作り方

1 アボカドは1cm角に切り、レモン汁をからめる。サーモンは5mm角に切り、オリーブ油をからめる。
2 ⓐを混ぜ合わせる。
3 アボカドとサーモンを合わせ、2であえる。

減塩のポイント
酢みそには、甘味の強い西京みそを使います。塩分は、淡色辛みそや赤色辛みその約半分です。

塩分控えめの副菜

うま味
こく
で減塩！

うま味やこくは、料理の味わいに深みを与え、減塩を助けてくれます。
だしのうま味、種実類や油のこくをじょうずに使って、塩分を控えましょう。

うま味・こくをきかせて減塩するコツ！

だしのうま味をきかせると、塩分を控えても満足できる味に仕上がります。できれば、こんぶや削りガツオでしっかりとだしをとるのが理想です。市販のだしのもとは、塩分が加えられているので、使いすぎないように気をつけてください。塩分を控えた「減塩だしのもと」が市販されているので、活用してもよいでしょう（74ページ）。

ごまやナッツ類は、こくと香ばしさがあり、減塩の助けになる食材です。油で揚げたり焼いたりしてこくを出すのも、塩分を控えるにはよい方法です。ただし、バターには塩分があるので要注意。

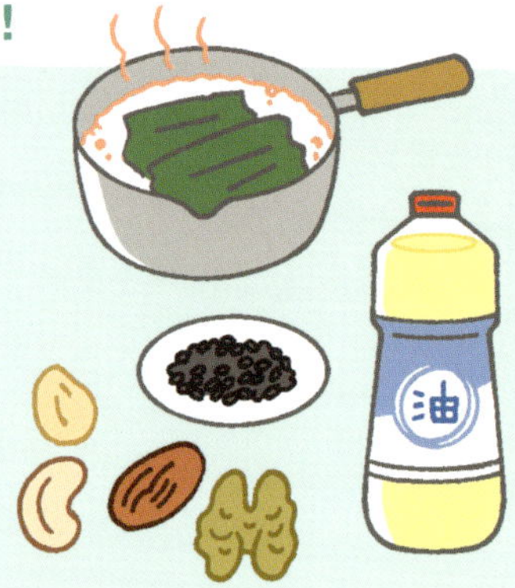

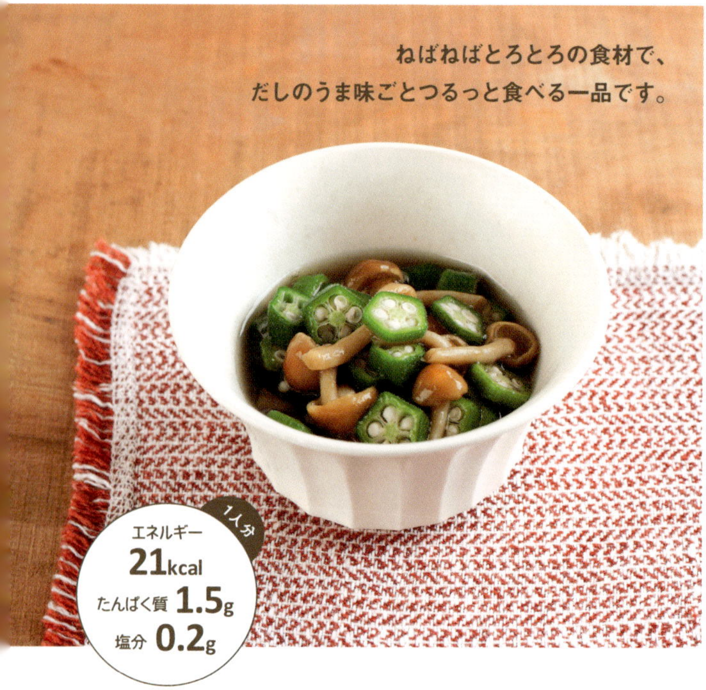

ねばねばとろとろの食材で、
だしのうま味ごとつるっと食べる一品です。

1人分
エネルギー 21kcal
たんぱく質 1.5g
塩分 0.2g

オクラとなめこの煮浸し

◆材料（1人分）

オクラ……4本（40g）
なめこ……1/4袋（25g）
ⓐ だし……1/4カップ
ⓐ しょうゆ・みりん……各ミニスプーン1（1.2g）

◆作り方

1 オクラは色よくゆでて冷水にとり、手早くさます。水けをきって小口切りにする。
2 なめこはさっと水洗いする。
3 なべにⓐを合わせて煮立て、1と2を入れてひと煮立ちさせて火を消す。

減塩のポイント
だしのうま味が決め手の料理なので、だしはなるべく手作りしましょう。

いんげんとこんにゃくのおかか煮

だしをきかせた素朴な和風の副菜は、ほっとする味です。仕上げ前に削りガツオをまぶしてうま味を加えます。

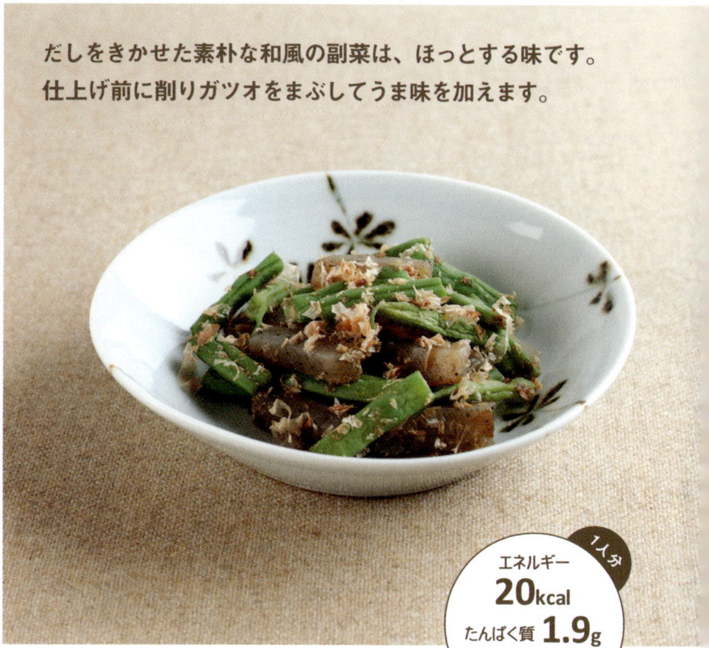

1人分
エネルギー 20kcal
たんぱく質 1.9g
塩分 0.3g

◆材料（1人分）

さやいんげん……6本（40g）
こんにゃく……30g
ⓐ だし……1/5カップ
ⓐ しょうゆ……小さじ1/3
ⓐ みりん……小さじ1/6
削りガツオ……1/2パック（1.2g）

◆作り方

1 さやいんげんは筋を除いて3cm長さに切り、やわらかくゆでてざるにあげる。こんにゃくも同じくらいの大きさに切り、下ゆでする。
2 なべにⓐを合わせ、1を加えて汁けがなくなるまで煮る。
3 バットに削りガツオを広げ、2を移し入れて全体にまぶす。

減塩のポイント
削りガツオはいっしょに煮るのではなく、仕上げにまぶすことで、うま味とともに香りもしっかりと感じられます。

マンゴーと三つ葉の白あえ

練りごまのこくがきいたあえ物。マンゴーがあえ衣となじみ、三つ葉の香りもきいています。

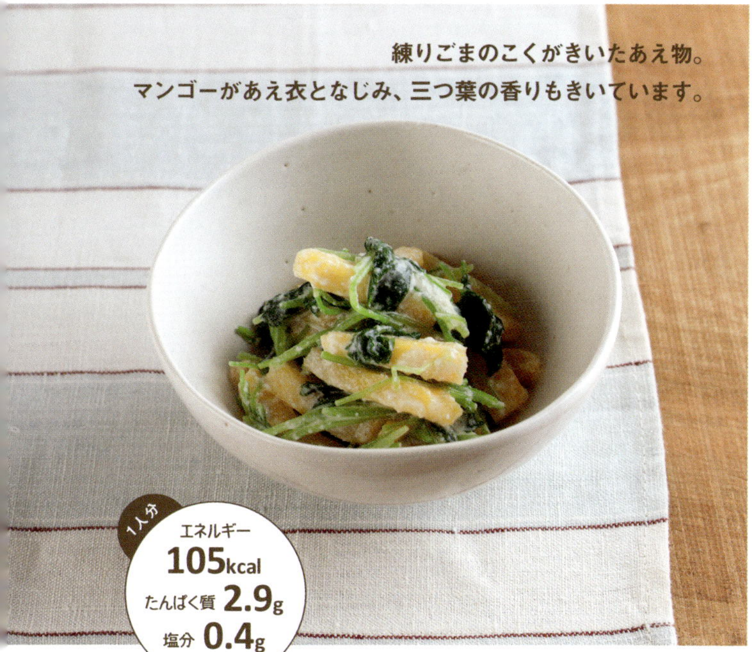

1人分
エネルギー 105kcal
たんぱく質 2.9g
塩分 0.4g

◆材料（1人分）

三つ葉……20g
マンゴー……50g
みりん……小さじ1
絹ごし豆腐……25g
ⓐ 砂糖……小さじ1/2
ⓐ 塩……ミニスプーン1/3（0.4g）
ⓐ 練り白ごま……小さじ1

◆作り方

1 三つ葉は色よくゆでて冷水にとり、手早くさます。水けを絞って3cm長さに切る。
2 マンゴーは細切りにし、みりんをからめる。
3 豆腐をすりつぶし、ⓐを加えてすり混ぜる。
4 1と2を3に加えてあえる。

減塩のポイント
絹ごし豆腐と練りごまで、しっとりとこくのあるあえ衣になります。調味料をよくすり混ぜて味をなじませましょう。

春菊とアジのくるみあえ

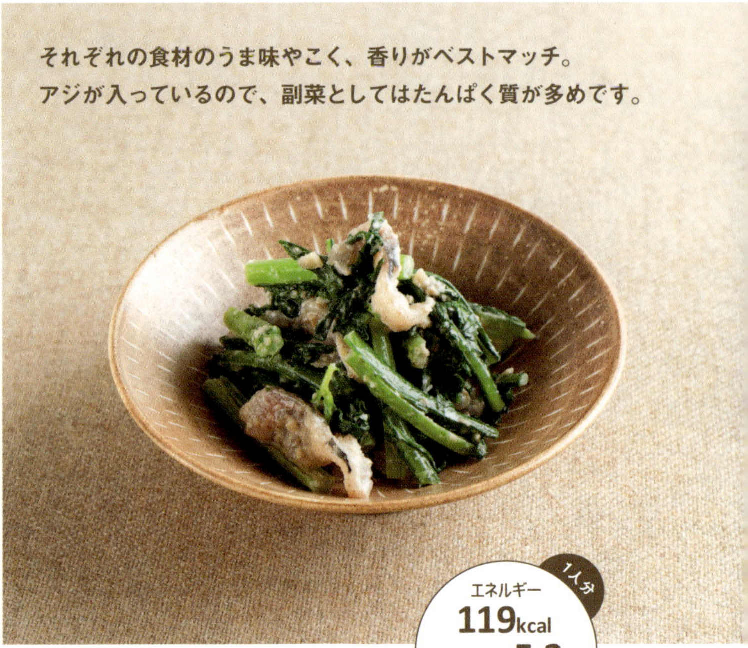

それぞれの食材のうま味やこく、香りがベストマッチ。
アジが入っているので、副菜としてはたんぱく質が多めです。

◆材料（1人分）

春菊……3茎（40g）
┌アジ（刺し身用におろしたもの）……15g
└オリーブ油……小さじ1/2
くるみ……2粒（10g）
┌砂糖……小さじ1/2
ⓐだし……大さじ1/2
└しょうゆ……ミニスプーン1/2（0.6g）

◆作り方

1 春菊はゆでて冷水にとり、手早くさます。水けを絞って2～3cm長さに切る。
2 アジは薄く切り、オリーブ油をからめる。
3 くるみをすりつぶし、ⓐを加えてすり混ぜる。
4 1と2を3に加えてあえる。

減塩のポイント

すりつぶしたくるみには油分もあるので、しっとりこってりした濃厚な味わいになり、しょうゆは少なめですみます。

1人分
エネルギー 119kcal
たんぱく質 5.3g
塩分 0.2g

かぼちゃのごま煮

すりごまのこくと香りが加わると、
かぼちゃそのものの味が引き立ちます。

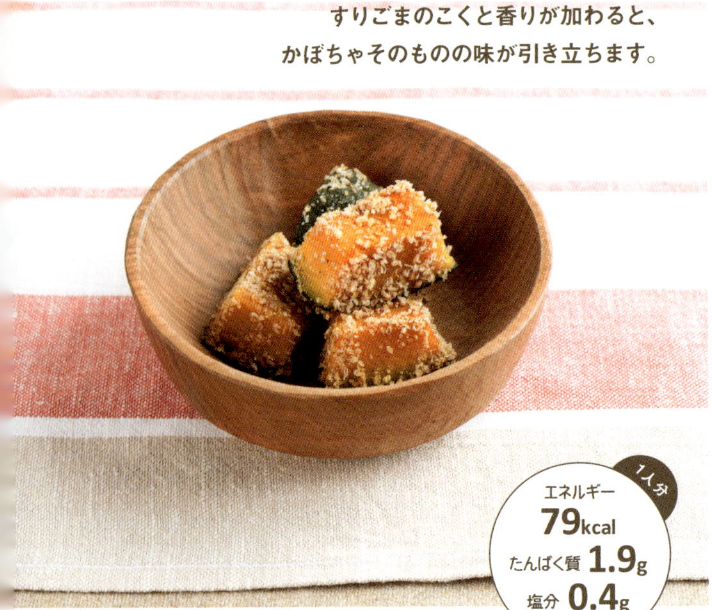

◆材料（1人分）

かぼちゃ……70g
だし……2/5カップ
しょうゆ……小さじ1/3
すり白ごま……大さじ1/3

◆作り方

1 かぼちゃは一口大に切り、なべに入れて水を加え、やわらかくゆでる。
2 1のなべの湯を捨て、だし、しょうゆを加えてほとんど汁けがなくなるまで煮る。
3 ごまを加えて全体にからめる。

減塩のポイント

煮汁を吸いやすいすりごまを使うのがポイント。味を含んだすりごまがかぼちゃにからみ、煮物の塩分を感じやすくなります。

1人分
エネルギー 79kcal
たんぱく質 1.9g
塩分 0.4g

里芋とマッシュルームのアヒージョ

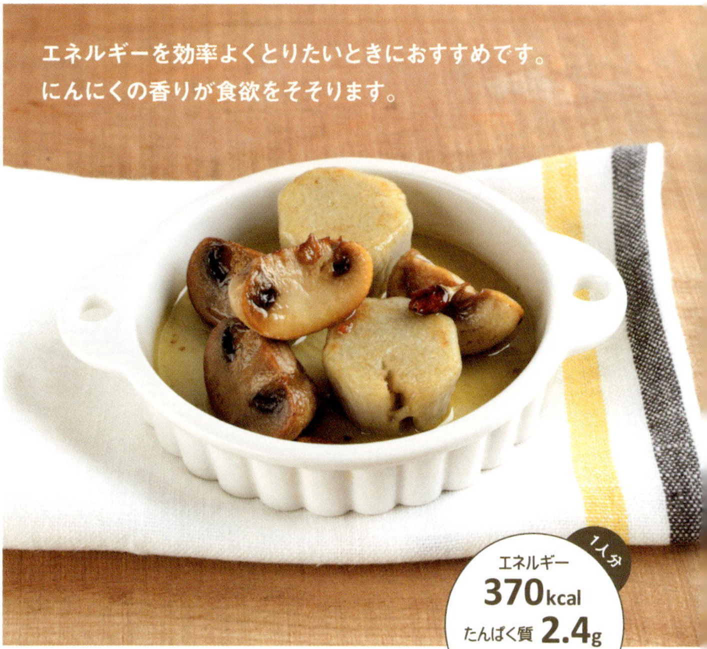

エネルギーを効率よくとりたいときにおすすめです。
にんにくの香りが食欲をそそります。

1人分
エネルギー 370kcal
たんぱく質 2.4g
塩分 0.2g

◆材料（1人分）

里芋……1個（50g）
マッシュルーム……50g
にんにく……1/2かけ
赤とうがらし（種を除く）……1/2本
オリーブ油……大さじ3
塩……ミニスプーン1/6（0.2g）

◆作り方

1 里芋は皮をむいて半分に切り、やわらかくゆでる。マッシュルームは大きければ半分に切る。
2 フライパンにオリーブ油、にんにく、赤とうがらし、1を入れて中火にかける。ふたをして、ときどき返しながら、里芋とマッシュルームがこんがりするまで煮る。塩をふって味をととのえる。

減塩のポイント
オリーブ油のこくとにんにくの香りがきいているので、塩はほんの少し加えるだけでOKです。

エリンギとピーマンのフリット

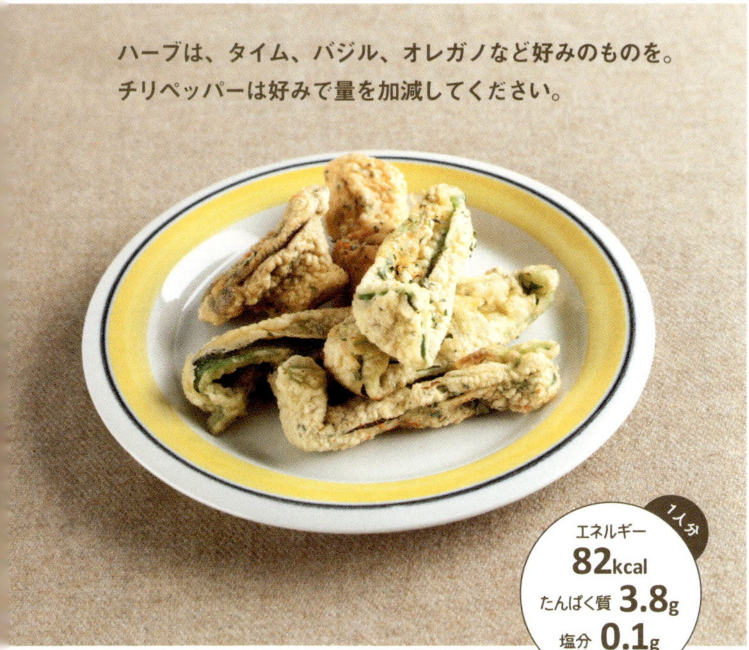

ハーブは、タイム、バジル、オレガノなど好みのものを。
チリペッパーは好みで量を加減してください。

1人分
エネルギー 82kcal
たんぱく質 3.8g
塩分 0.1g

◆材料（1人分）

エリンギ……1本（30g）
ピーマン……小1個（20g）
ⓐ
卵……10g
水……小さじ2
天ぷら粉……大さじ1 2/3（15g）
ミックスハーブ（乾）……小さじ1
チリペッパー……少量
揚げ油……適量

◆作り方

1 エリンギは一口大に切る。ピーマンは縦4つに切る。
2 ⓐを合わせ、なめらかになるまでよく混ぜる。
3 揚げ油を170～180℃に熱し、1に2をからめてカラリと揚げる。油をきって器に盛る。

減塩のポイント
油で揚げたこくがあり、ハーブの香りもついているので、塩なしでもおいしく食べられます。

具だくさんで減塩汁物・スープ

塩分が多くなりがちな汁物やスープは、具材をたっぷり入れることで、食材のうま味が出て調味料を控えることができます。

沢煮わん

せん切りした野菜がたっぷり入った汁物です。
普通は豚の脂身を使って作るところを、
このレシピでは少量のベーコンを使って手軽にアレンジしました。

◆材料(1人分)

えのきたけ……1/4袋(20g)
三つ葉……20g
にんじん……10g
さやえんどう(筋を除く)……3枚(10g)
ベーコン……1/3枚(5g)
だし……3/5カップ
しょうゆ……小さじ1/3
こしょう……少量

◆作り方

1. えのきたけは根元を除き、長さを半分に切ってほぐす。三つ葉は4cm長さに切る。にんじん、さやえんどう、ベーコンはせん切りにする。
2. なべにだしを煮立てて1を加え、ひと煮立ちさせる。
3. しょうゆを加えて味をととのえ、火を消してわんに盛り、こしょうをふる。

1人分
エネルギー 39kcal
たんぱく質 2.3g
塩分 0.5g

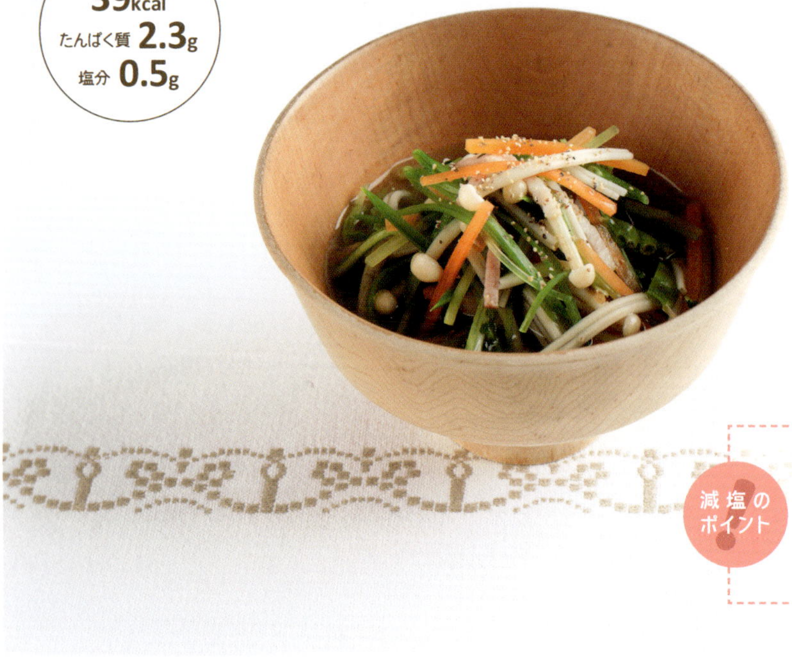

減塩のポイント
ベーコンからも多少塩分が出るので、調味料は少量のしょうゆのみ。しょうゆは風味を生かすため、最後に加えて煮立てないようにします。

ボルシチ風スープ

色鮮やかなビーツが食卓に彩りを添えてくれます。
ブイヨンは使わずに、野菜の甘味を生かしました。

◆材料(1人分)

ビーツ(ゆで)……30g
キャベツ……2/3枚(50g)
玉ねぎ・セロリ・にんじん……各20g
オリーブ油……大さじ1/2
湯……3/5カップ
塩……ミニスプーン1/6(0.2g)

◆作り方

1 野菜はすべて細切りにする。
2 なべにオリーブ油を中火で熱し、キャベツ、玉ねぎ、セロリ、にんじんを加えて、しんなりとなるまでよくいためる。
3 分量の湯を加えてふたをし、15分ほど煮る。途中、煮立ったら弱火にする。
4 ビーツと塩を加えてひと煮する。

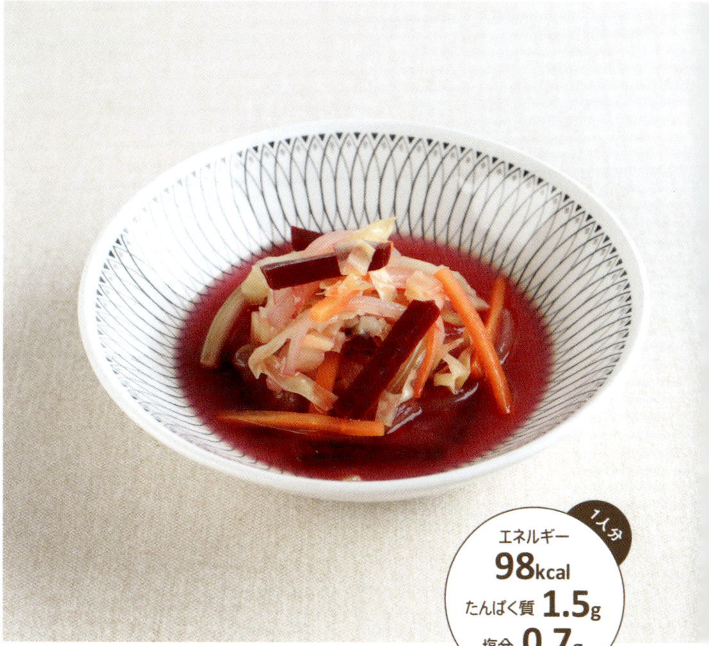

1人分
エネルギー 98kcal
たんぱく質 1.5g
塩分 0.7g

減塩のポイント
ブイヨンは不使用。野菜をオリーブ油でいためてから煮込み、素材の甘味を引き出します。

焼き野菜のみそ汁

焼いた野菜の香ばしさが味のポイントに。
ししとう、アスパラ、かぶなどでもおいしい。

◆材料(1人分)

なす……小1本(60g)
オクラ……3本(30g)
みょうが……1個(20g)
だし……1/2カップ
みそ……小さじ1

◆作り方

1 みょうがは縦半分に切る。
2 なすはグリルで10分ほど焼いて皮をむき、一口大に切る。オクラとみょうがはグリルで3〜4分少し焦げ目がつくまでこんがりと焼く。
3 なべにだしを入れて温め、みそをとき入れる。
4 わんに2を盛り、3を注ぐ。

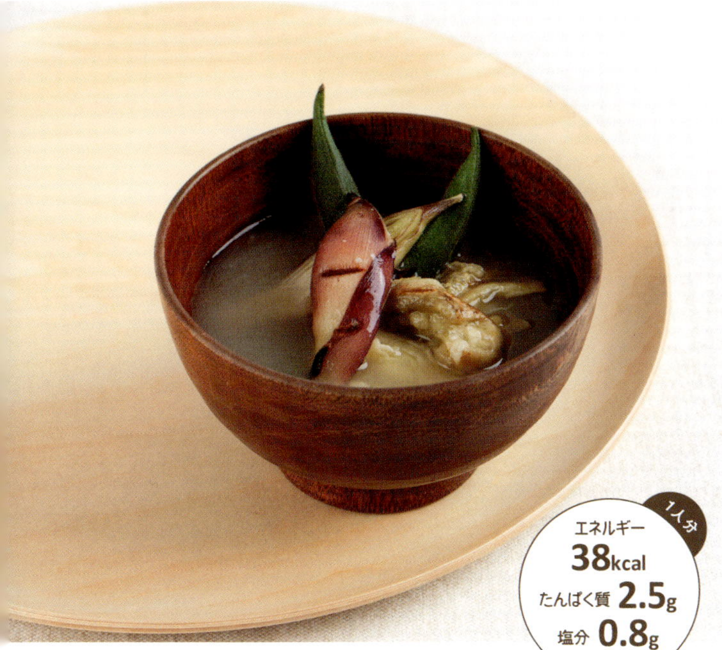

1人分
エネルギー 38kcal
たんぱく質 2.5g
塩分 0.8g

減塩のポイント
野菜を焼いた香ばしさがあるので、実際の塩分よりも濃い味に感じられます。

玉ねぎとまいたけのポタージュ

**市販のブイヨンは使わずに素材の味となめらかな口当たりを楽しむスープです。
仕上げにパプリカパウダーをふって香りをプラス。
赤い色が見た目のアクセントにもなります。**

◆材料（1人分）

玉ねぎ……1/2個(50g)
まいたけ……1/2パック(50g)
オリーブ油……大さじ1/2
湯……2/5カップ
塩……ミニスプーン1/6(0.2g)
こしょう……少量
パプリカパウダー……少量

減塩のポイント

煮汁ごとミキサーにかけ、玉ねぎとまいたけのうま味を余すことなく活用するので、ブイヨン不要、塩もごく少量でOKです。

◆作り方

1 玉ねぎは薄切りにし、まいたけは細かくほぐす。
2 なべにオリーブ油を中火で熱し、1をいためる。しんなりとなったら、分量の湯を加えてふたをし、15分蒸し煮にして火を消す。
3 2のあら熱がとれたら、具と煮汁に分け、煮汁を2/5カップ計量する（足りなければ水を足す）。具と煮汁を合わせてミキサーにかけ、なめらかになるまで攪拌《かくはん》する。
4 なべに戻し入れて温め、塩とこしょうで味をととのえる。器に盛り、パプリカパウダーをふる。

1人分
エネルギー 83kcal
たんぱく質 1.6g
塩分 0.2g

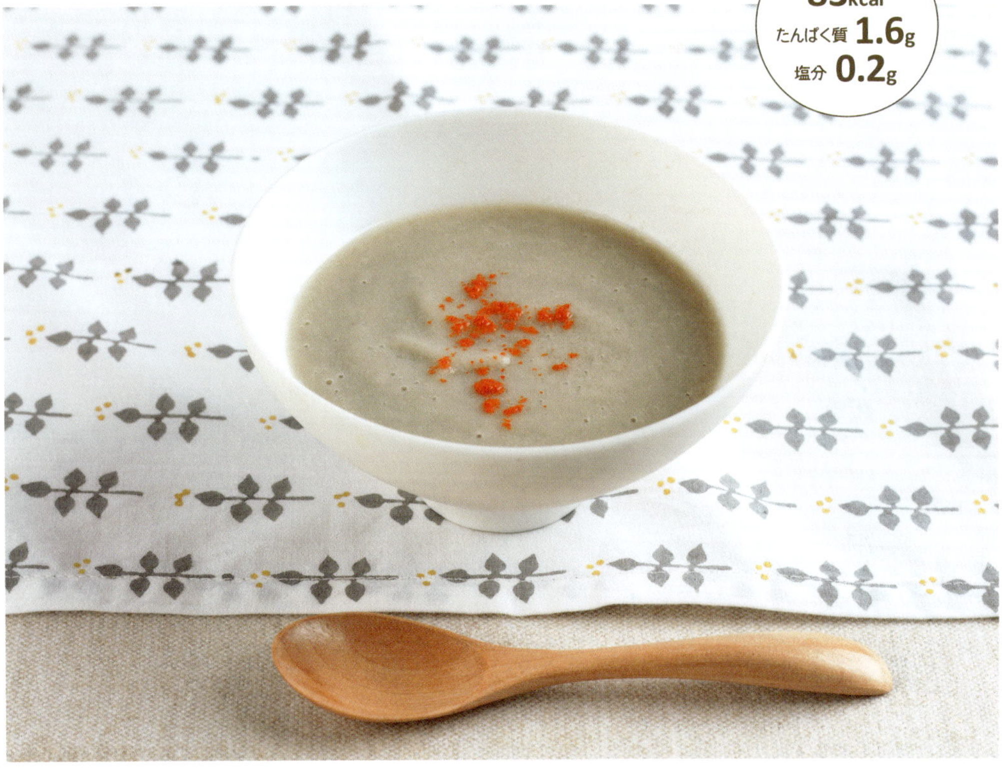

白菜となめこの酸辣湯

塩は加えず、味つけはだしとわかめの塩分のみ。なめこのつるりとした食感がポイントです。

◆材料（1人分）

白菜……$\frac{1}{3}$枚（50g）
にんじん・ねぎ……各10g
なめこ……$\frac{1}{4}$袋（25g）
カットわかめ……1g
だし……$\frac{1}{2}$カップ
ⓐ 酢……大さじ2
ⓐ ごま油……小さじ$\frac{1}{2}$
ⓐ こしょう・辣油《らーゆ》……各少量

◆作り方

1 白菜、にんじん、ねぎは1cm角に切る。
2 なめこは水洗いする。わかめは水でもどす。
3 なべにだしを入れて中火にかけ、1を入れてふたをし7〜8分煮る。
4 野菜がやわらかくなったら、2を加えてひと煮する。火を消してⓐを加え混ぜ、器に盛る。

減塩のポイント
酢、ごま油、辣油《らーゆ》は、火を消してから最後に加え、酸味と香りを生かします。

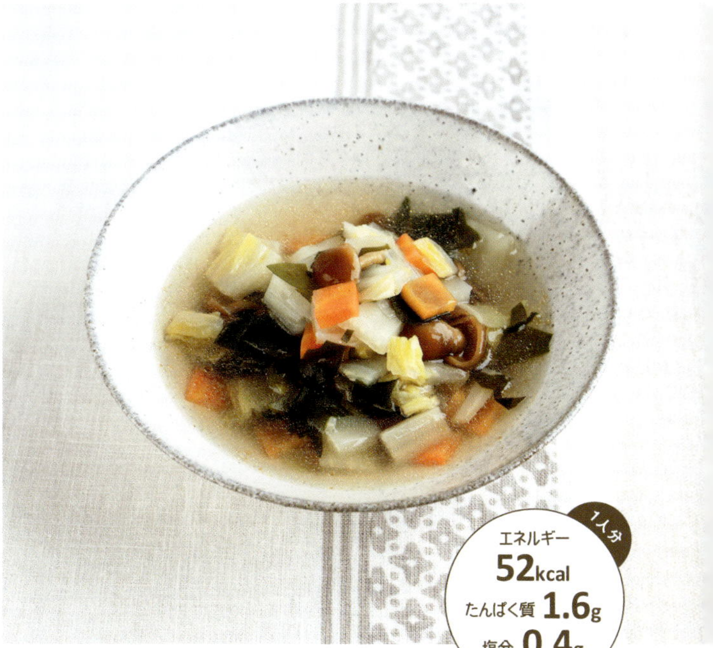

1人分
エネルギー 52kcal
たんぱく質 1.6g
塩分 0.4g

刻みトマトのエスニック冷製スープ

刻んで混ぜるだけなのに、味は本格的。充分冷やして味をなじませます。

◆材料（1人分）

トマト……$\frac{1}{2}$個（100g）
玉ねぎ……20g
香菜《しゃんつあい》……5g
オリーブ油……小さじ1
ⓐ 塩……ミニスプーン$\frac{1}{3}$（0.4g）
ⓐ ライムの搾り汁・酢……各大さじ1
ⓐ 水……大さじ2

◆作り方

1 トマトは1cm角に切る。玉ねぎはみじん切りにする。香菜《しゃんつあい》は細かく刻む。
2 1を合わせてオリーブ油をからめ、ⓐを加えて混ぜる。冷蔵庫で20〜30分冷やして味をなじませ、器に盛る。

減塩のポイント
香菜《しゃんつあい》やライムの香りでエスニックらしく。ライムがないときはレモンで代用します。

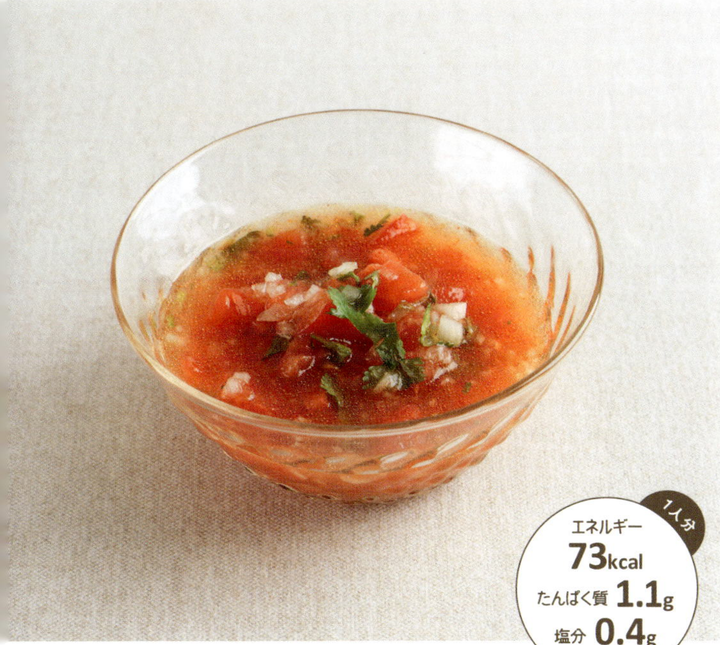

1人分
エネルギー 73kcal
たんぱく質 1.1g
塩分 0.4g

エネルギー補給におやつ・デザート

甘いものを楽しみたいときは、低たんぱく質のおやつ・デザートを手作りすれば安心。
食事で充分にエネルギーがとれないときにもおすすめです。

黒糖かん

1人分
エネルギー 42kcal
たんぱく質 0.2g
塩分 0g

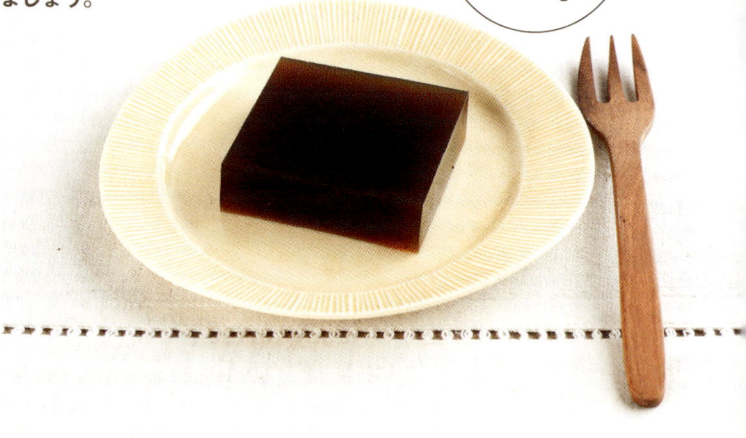

黒糖はカリウムが豊富なので、
カリウム制限がある場合は食べすぎないようにしましょう。

◆材料（6人分）

粉かんてん……小さじ1（2g）
水……1¼カップ
黒砂糖……70g
しょうが汁……小さじ½

◆作り方

1 粉かんてんを分量の水とともになべに入れ、弱めの中火にかけて煮とかす。かんてんがとけたら2分しっかりと煮立て、黒砂糖を加えて煮とかす。

2 火から下ろしてしょうが汁を加え、濾《こ》しながら型に流し入れ、冷やしかためる。

3 6個に切り分けて器に盛る。

大学芋 はちみつゆず風味

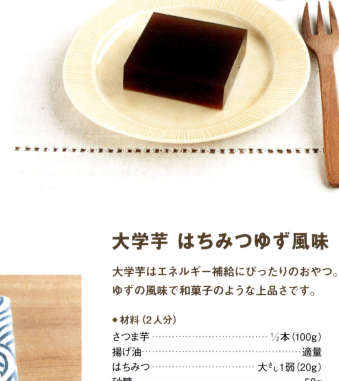

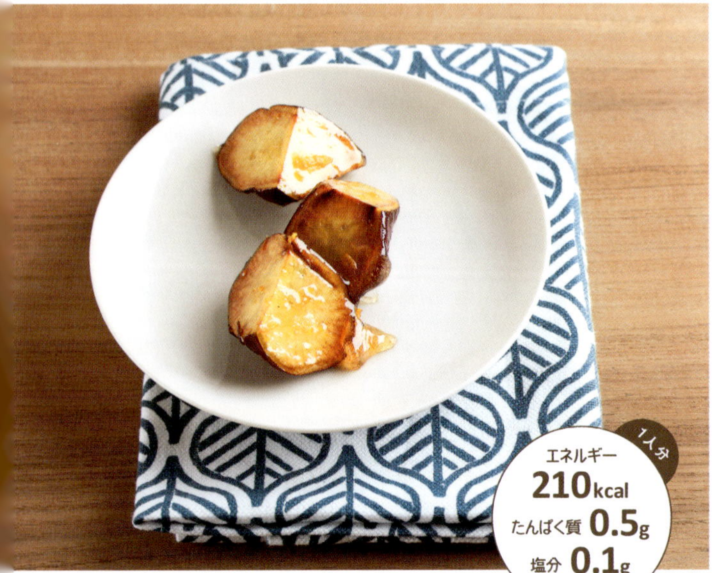

1人分
エネルギー 210kcal
たんぱく質 0.5g
塩分 0.1g

大学芋はエネルギー補給にぴったりのおやつ。
ゆずの風味で和菓子のような上品さです。

◆材料（2人分）

さつま芋……½本（100g）
揚げ油……適量
はちみつ……大さじ1弱（20g）
砂糖……50g
ゆずの皮のみじん切り……小さじ½

◆作り方

1 さつま芋は乱切りにし、水に20分さらして水けをふきとる。

2 揚げ油を140〜150℃に熱し、**1**をこんがりと揚げて火を通す。

3 なべにはちみつと砂糖を合わせ、中火にかけて煮つめる。糸を引くくらいになったら、ゆずの皮と**2**を入れて手早くからめる。

ココナツミルクプリン

**ココナツミルクでしっかりエネルギーがとれます。
フレッシュなオレンジソースでさっぱりと。**

◆材料（4人分）

粉かんてん……小さじ1(2g)
ココナツミルク……1 1/2カップ
水……1/2カップ
砂糖……60g
アーモンドエッセンス……少量
┌オレンジ……200g
│レモン汁……大さじ2
└砂糖……大さじ3

◆作り方

1 粉かんてんをココナツミルク、分量の水とともになべに入れ、弱めの中火にかけて煮とかす。かんてんがとけたら2分しっかりと煮立て、砂糖を加えて煮とかす。
2 火から下ろしてアーモンドエッセンスを加え、型に流し入れて冷やしかためる。
3 オレンジは薄皮をむいて果肉を大きくほぐし、レモン汁と砂糖を加え混ぜる。
4 かたまった2に3のソースをかける。

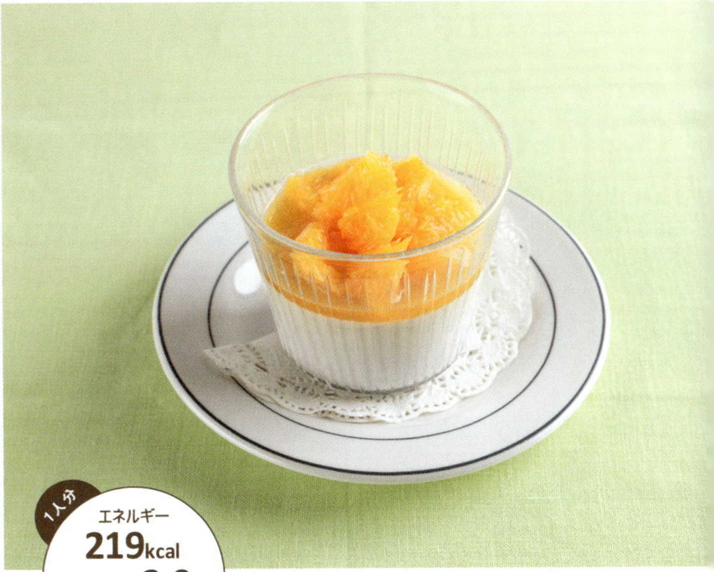

1人分
エネルギー 219kcal
たんぱく質 2.0g
塩分 0g

しょうがのシャーベット

**たんぱく質ゼロがうれしいシャーベット。
しょうがの辛味がさわやかな大人の味です。**

◆材料（6人分）

┌グラニュー糖……70g
└水……1カップ
しょうがの薄切り・レモンの薄切り……各2枚
しょうが汁……大さじ2
レモン汁……大さじ1/2

◆作り方

1 なべにグラニュー糖と水を入れて中火にかけ、ひと煮立ちさせてグラニュー糖をとかす。
2 火を消してしょうがの薄切りとレモンの薄切りを加え、さます。
3 しょうが汁とレモン汁を加えて混ぜ、冷凍庫に入れて、ときどきかき混ぜて空気を含ませながら凍らせる。
4 スプーンですくって器に盛る。

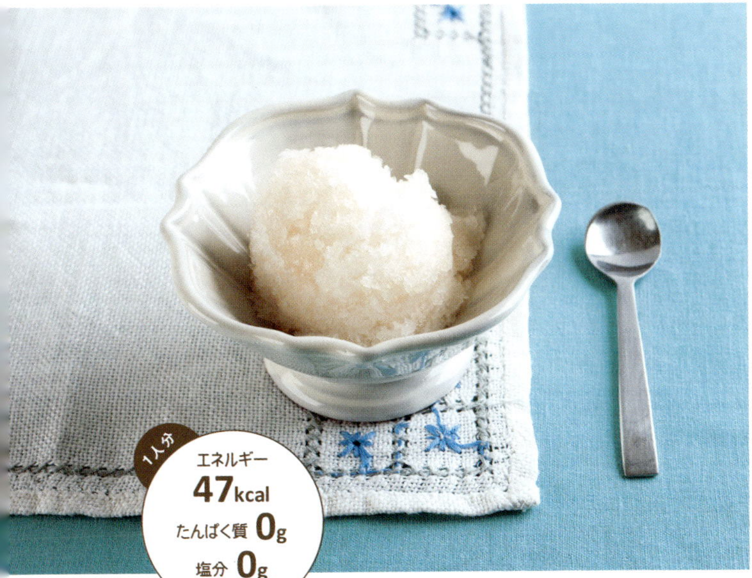

1人分
エネルギー 47kcal
たんぱく質 0g
塩分 0g

減塩調味料も適度にとり入れて

減塩調味料を使うと、いつもと同じ量を使いながら塩分を減らせるので、簡単に減塩できます。「お昼に外食で塩分をとりすぎたな」と思ったら、減塩調味料を使って塩分を調整するなど、適度にとり入れるとよいでしょう。いろいろな減塩商品が市販されているので、自分の味覚に合うものを見つけてください。

また、おいしく減塩するコツは、だしのうま味をきかせることです。料理の風味が豊かになり、塩味での味つけは少なくてすみます。こんぶ、削りガツオ、煮干しなどで、しっかりとだしをとるのが理想ですが、市販のものなら塩分の少ない減塩だしがおすすめです。減塩でない市販の顆粒だしには、塩分が多く含まれているので、使用する場合は量を控えたり、加える調味料を減らしたりして調整しましょう。

もちろん、減塩調味料もたくさん使いすぎては意味がありません。きちんと計量することを心がけましょう。ミニスプーンもぜひ活用してください(95ページ参照)。

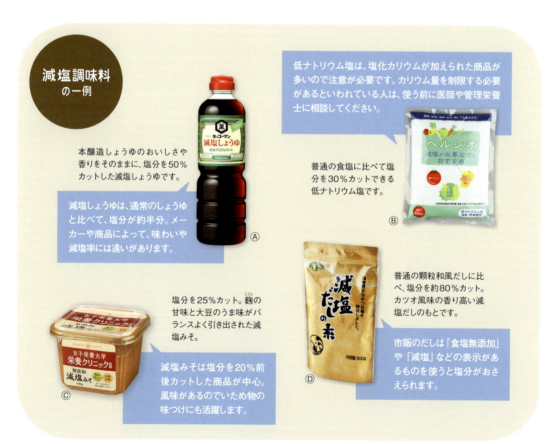

減塩調味料の一例

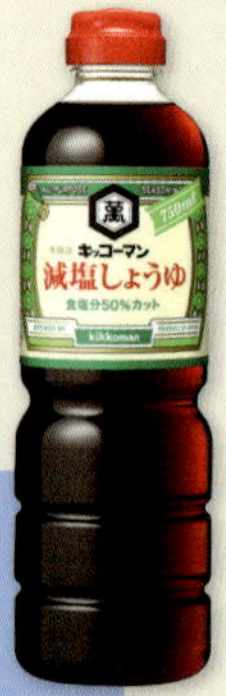

Ⓐ

本醸造しょうゆのおいしさや香りをそのままに、塩分を50%カットした減塩しょうゆです。

減塩しょうゆは、通常のしょうゆと比べて、塩分が約半分。メーカーや商品によって、味わいや減塩率には違いがあります。

低ナトリウム塩は、塩化カリウムが加えられた商品が多いので注意が必要です。カリウム量を制限する必要があるといわれている人は、使う前に医師や管理栄養士に相談してください。

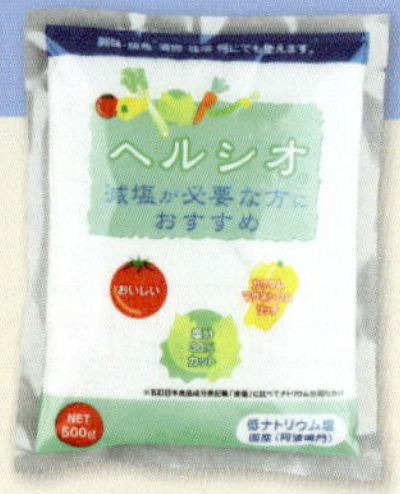

Ⓑ

普通の食塩に比べて塩分を30%カットできる低ナトリウム塩です。

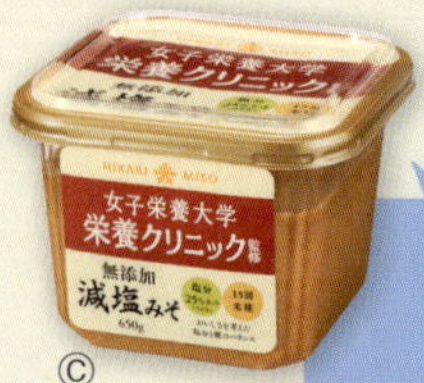

Ⓒ

塩分を25%カット。麹《こうじ》の甘味と大豆のうま味がバランスよく引き出された減塩みそ。

減塩みそは塩分を20%前後カットした商品が中心。風味があるのでいため物の味つけにも活躍します。

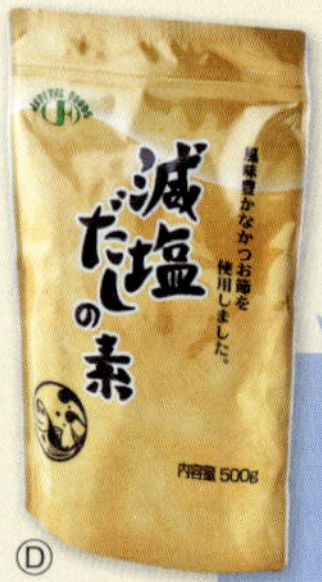

Ⓓ

普通の顆粒和風だしに比べ、塩分を約80%カット。カツオ風味の香り高い減塩だしのもとです。

市販のだしは「食塩無添加」や「減塩」などの表示があるものを使うと塩分がおさえられます。

紹介している商品はインターネットやカタログ通販などで購入可能です。商品に関するお問い合わせは
Ⓐキッコーマン食品(株)/0120-120-358、Ⓑ塩友商事(株)/072-233-1111、Ⓒひかり味噌(株)/03-5940-8850、Ⓓ(株)マルハチ村松/054-622-7371

CKD ステージ別
献立組み合わせ例

Part 4

この本で紹介した料理を
CKD の各ステージの摂取量の目安に沿って組み合わせました。
毎日の献立作りの参考にしてください。
ここで紹介する献立と日ごろの食事を比べると、
食生活を見直すことにもつながります。
一日の献立のバリエーションとして、
昼食が外食のケースも紹介しています。

栄養バランスよく、適量を食べるのが基本

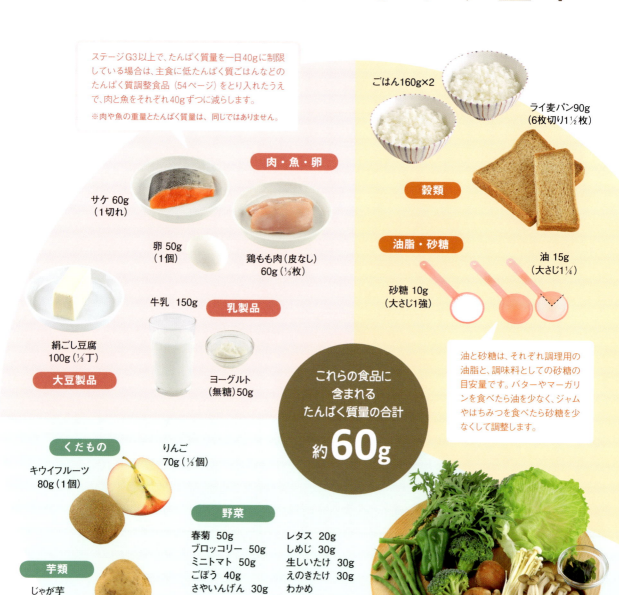

ステージG3以上で、たんぱく質量を一日40gに制限している場合は、主食に低たんぱく質ごはんなどのたんぱく質調整食品（54ページ）をとり入れたうえで、肉と魚をそれぞれ40gずつに減らします。

※肉や魚の重量とたんぱく質量は、同じではありません。

肉・魚・卵

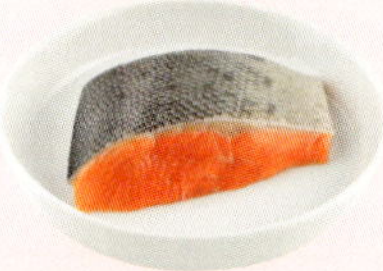

サケ 60g（1切れ）

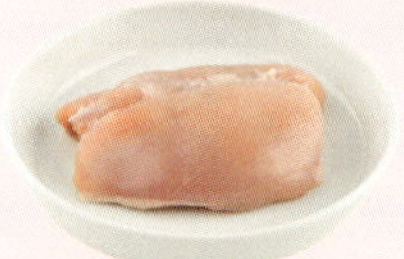

鶏もも肉（皮なし）60g（⅓枚）

卵 50g（1個）

大豆製品

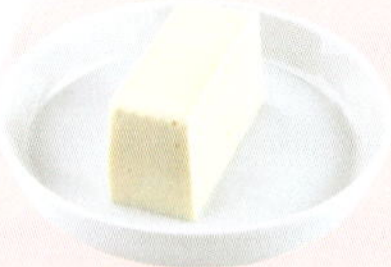

絹ごし豆腐 100g（⅓丁）

乳製品

牛乳 150g

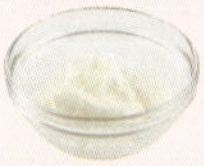

ヨーグルト（無糖）50g

穀類

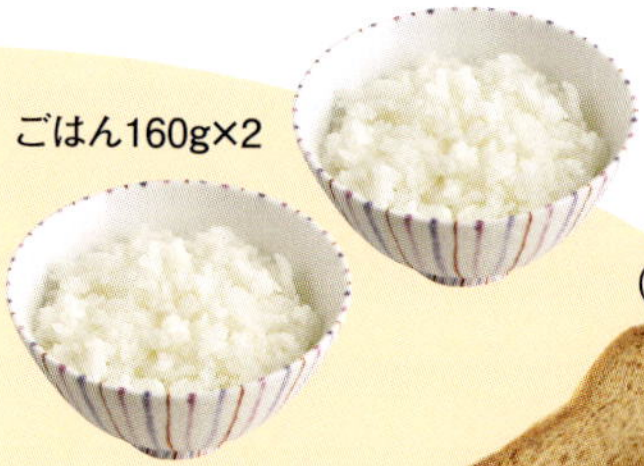

ごはん160g×2

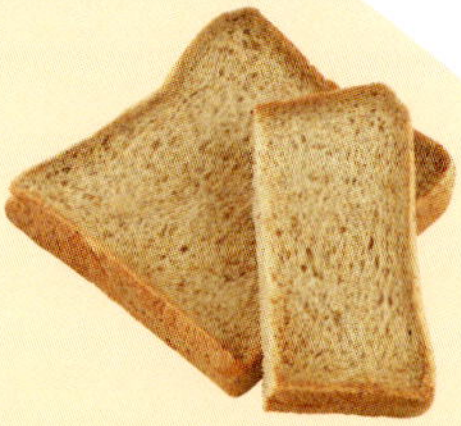

ライ麦パン90g（6枚切り1½枚）

油脂・砂糖

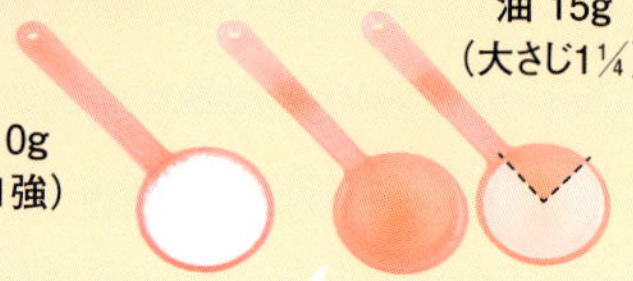

砂糖 10g（大さじ1強）

油 15g（大さじ1¼）

油と砂糖は、それぞれ調理用の油脂と、調味料としての砂糖の目安量です。バターやマーガリンを食べたら油を少なく、ジャムやはちみつを食べたら砂糖を少なくして調整します。

これらの食品に含まれるたんぱく質量の合計

約**60g**

くだもの

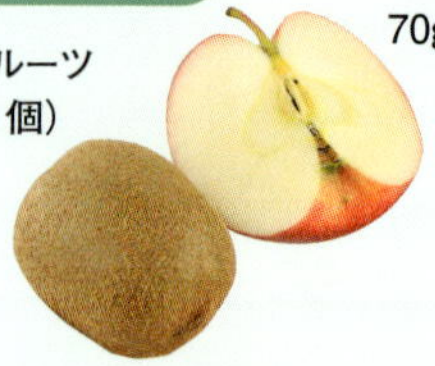

りんご 70g（⅓個）

キウイフルーツ 80g（1個）

芋類

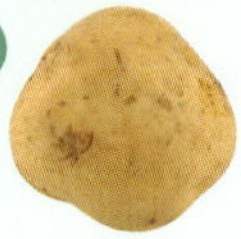

じゃが芋 80g（小1個）

野菜

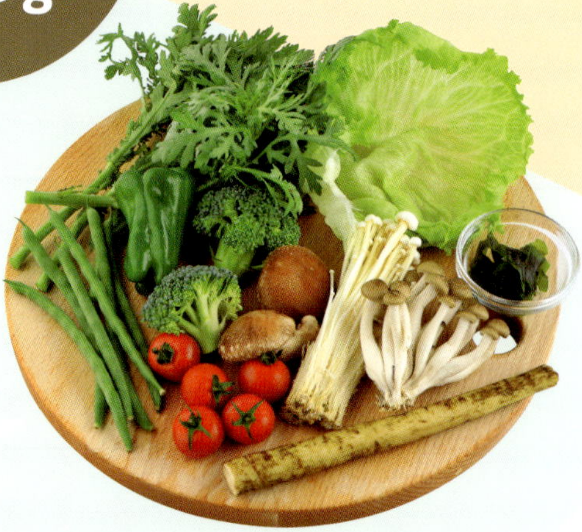

春菊 50g	レタス 20g
ブロッコリー 50g	しめじ 30g
ミニトマト 50g	生しいたけ 30g
ごぼう 40g	えのきたけ 30g
さやいんげん 30g	わかめ（もどして）10g
ピーマン 20g	

野菜は、きのこや海藻も含めて一日350g以上。そのうち120gは緑黄色野菜を食べるようにしましょう。

76ページに示した食品の写真は、「栄養バランスのよい適量の食事」一日分を構成する食品の一例です。
慢性腎臓病の初期（ステージG2まで）は、この分量が摂取量の手本となります。

※標準体重60kgの人の場合

ステージ G1・G2 のかたは…

この段階では、たんぱく質制限は特にありません。ただし、慢性腎臓病と診断されるかたは、ふだんからたんぱく質をとりすぎていることが多いので、自分の日ごろの食事を見直してみてください。76ページの写真を参考に、適量を意識しましょう。

塩分はまずは一日10gを目安に、慣れてきたら徐々に減らしましょう。塩分を控えると、それに伴って食べすぎをおさえることができ、たんぱく質も適切な量に調整しやすくなります。

【一日の目安量】

- エネルギー 1600kcal
- たんぱく質 70g前後 体重1kgあたり1.0～1.3g
- 塩分 10g以下

1食あたりのたんぱく質量は15～25g程度を目安に。

ステージ G3a のかたは…

たんぱく質は一日60g前後とゆるやかな制限です。塩分制限とともに、肉や魚を多く食べすぎないよう心がける程度で調整できる範囲です。

塩分を一日6g以下に減らしましょう。濃い味つけに慣れた状態から、急激に減塩するのはたいへんですから、徐々にうす味に慣れるようにしてください。一日6gに収めるには、「1食あたりの塩分は2gまで」と考えるとわかりやすいでしょう。

【一日の目安量】

- エネルギー 1600kcal
- たんぱく質 60g前後 体重1kgあたり0.8～1.0g
- 塩分 6g以下

1食あたりのたんぱく質量は15～20g程度を目安に。

ステージ G3b のかたは…

たんぱく質は一日40g前後、塩分は一日6g以下におさえます。限られたたんぱく質は、なるべく肉、魚、卵などからとりましょう。そのためには、たんぱく質調整食品（54ページ）をとり入れ、主食からのたんぱく質量を大幅に減らすことをおすすめします。

たんぱく質を控えるとエネルギーが不足しやすくなるので、油脂や砂糖をしっかりととり、主食のたんぱく質調整食品も充分な量を食べてください。

【一日の目安量】

- エネルギー 1600kcal
- たんぱく質 40g前後 体重1kgあたり0.6～0.8g
- 塩分 6g以下

1食あたりのたんぱく質量は10～15g程度を目安に。

献立組み合わせ例

ステージ G1·G2 向け

1

大きなカツサンドの食べごたえのある昼食、魚が主菜のあっさりとした夕食というように、一日の中で献立に量も味もめりはりをつけ、一日全体の栄養バランスをととのえています。

朝食

P.40

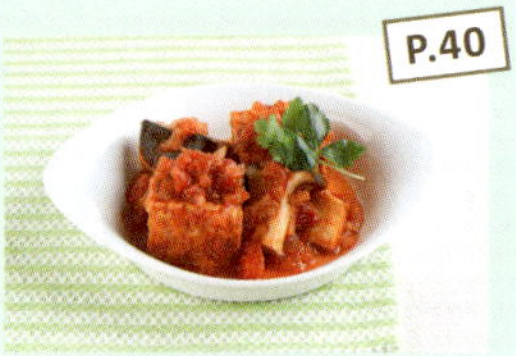

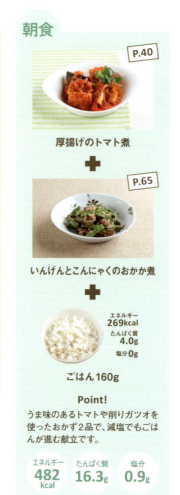

厚揚げのトマト煮

＋

P.65

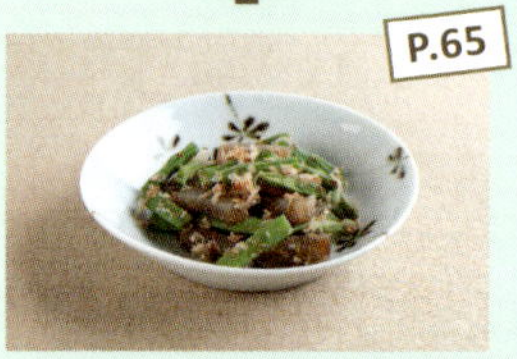

いんげんとこんにゃくのおかか煮

＋

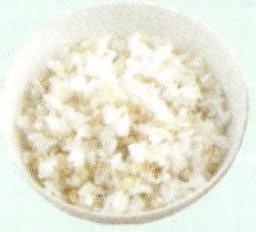

エネルギー 269kcal
たんぱく質 4.0g
塩分 0g

ごはん160g

Point!

うま味のあるトマトや削りガツオを使ったおかず2品で、減塩でもごはんが進む献立です。

エネルギー 482kcal　たんぱく質 16.3g　塩分 0.9g

昼食

P.47

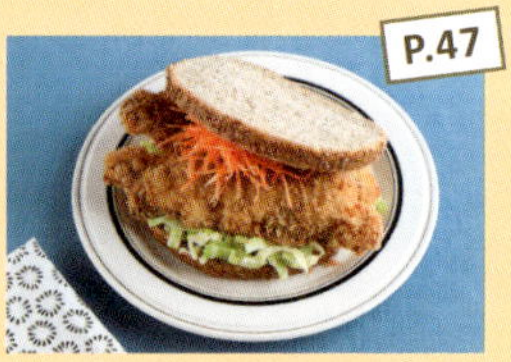

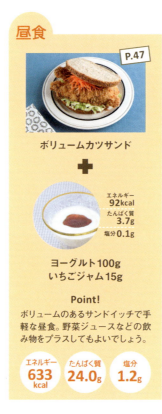

ボリュームカツサンド

＋

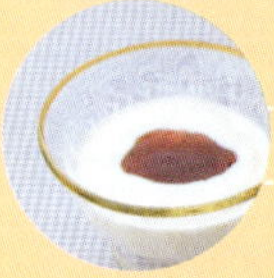

エネルギー 92kcal
たんぱく質 3.7g
塩分 0.1g

ヨーグルト100g
いちごジャム15g

Point!

ボリュームのあるサンドイッチで手軽な昼食。野菜ジュースなどの飲み物をプラスしてもよいでしょう。

エネルギー 633kcal　たんぱく質 24.0g　塩分 1.2g

夕食

P.31

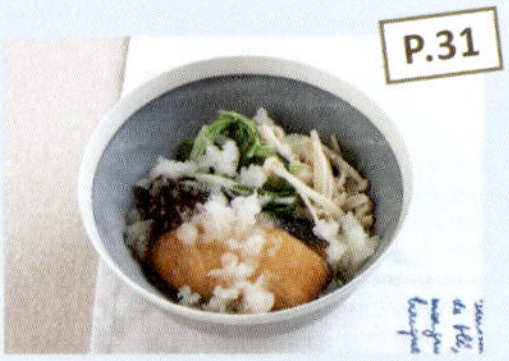

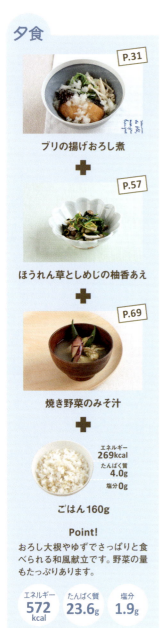

ブリの揚げおろし煮

＋

P.57

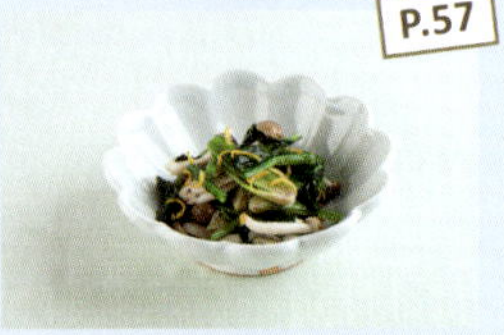

ほうれん草としめじの柚香あえ

＋

P.69

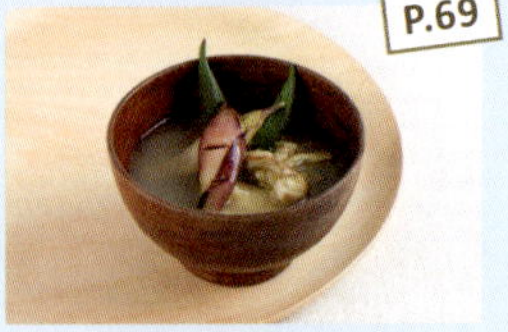

焼き野菜のみそ汁

＋

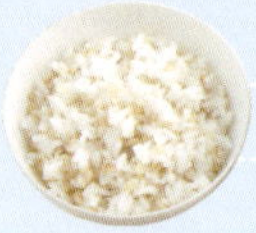

エネルギー 269kcal
たんぱく質 4.0g
塩分 0g

ごはん160g

Point!

おろし大根やゆずでさっぱりと食べられる和風献立です。野菜の量もたっぷりあります。

エネルギー 572kcal　たんぱく質 23.6g　塩分 1.9g

一日合計

エネルギー 1687kcal
たんぱく質 63.9g
塩分 4.0g

ステージ
G1·G2
向け

2

外食する場合の例です。野菜不足になりがちなので、家庭の食事でしっかりと野菜を補いましょう。また、外食は塩分がどうしても多くなるので、前後の食事でいつも以上に減塩を心がけてください。

朝食

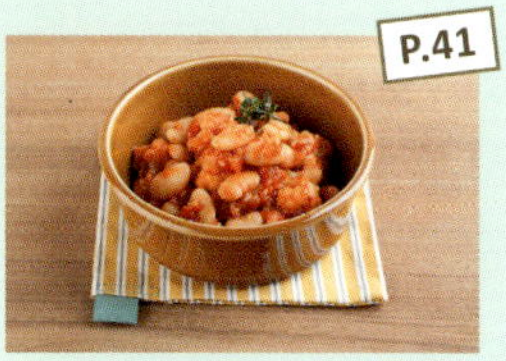

P.41

ポークビーンズ風

＋

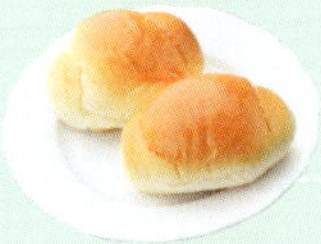

エネルギー 253kcal
たんぱく質 8.1g
塩分 1.0g

ロールパン80g

＋

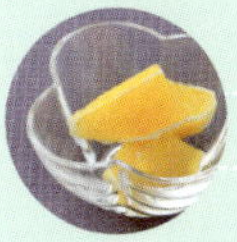

エネルギー 20kcal
たんぱく質 0.5g
塩分 0g

オレンジ50g

Point!

主菜に野菜がたっぷり入っているので、パンとフルーツを組み合わせるだけで充分です。

エネルギー 531kcal　たんぱく質 19.5g　塩分 1.4g

昼食

外食

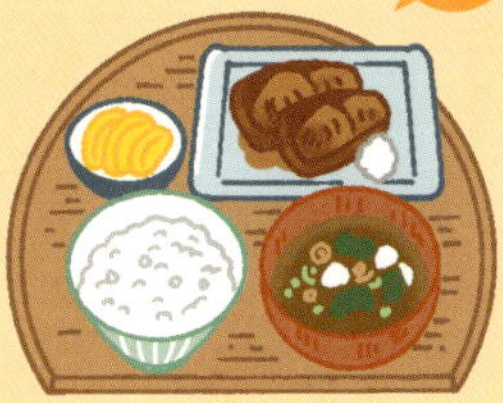

ブリの照り焼き定食

＊漬物は食べない。
＊みそ汁は半量にする。

Point!

和定食は、漬物とみそ汁の塩分が多いので、残したり、注文時に頼んで減らしてもらったりして食べないようにしましょう。およそ3gほどの塩分がカットできます。

エネルギー 645kcal　たんぱく質 30.7g　塩分 2.7g

夕食

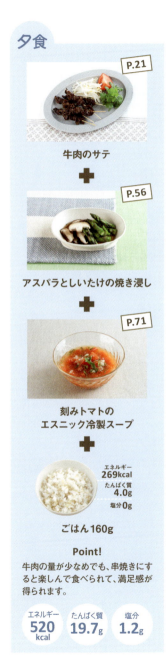

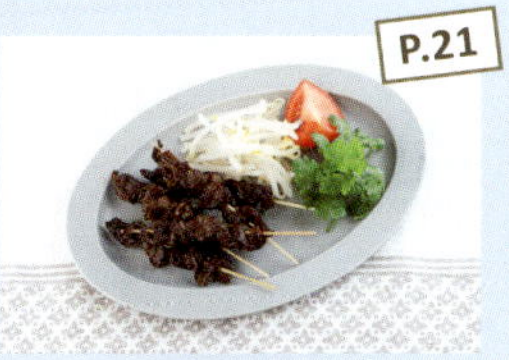

P.21

牛肉のサテ

＋

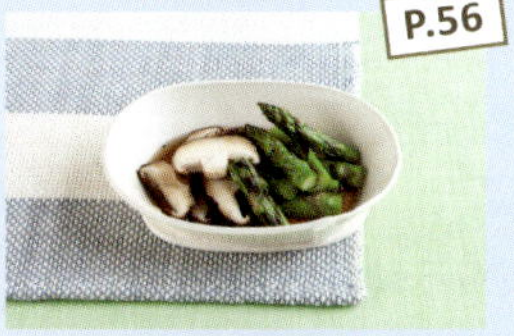

P.56

アスパラとしいたけの焼き浸し

＋

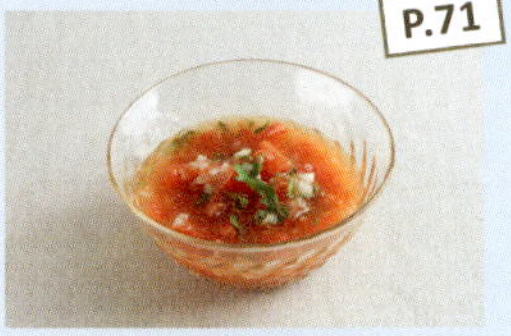

P.71

刻みトマトの
エスニック冷製スープ

＋

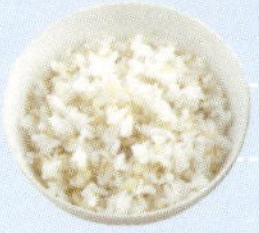

エネルギー 269kcal
たんぱく質 4.0g
塩分 0g

ごはん160g

Point!

牛肉の量が少なめでも、串焼きにすると楽しんで食べられて、満足感が得られます。

エネルギー 520kcal　たんぱく質 19.7g　塩分 1.2g

メニュー名	エネルギー	たんぱく質	塩分
アジフライ定食	900kcal	33.6g	5.4g
サバのみそ煮定食	781kcal	37.3g	6.5g
刺し身定食	517kcal	29.6g	4.4g
ざるそば	284kcal	10.0g	2.7g
天ぷらそば	564kcal	24.7g	4.9g
親子丼	703kcal	28.3g	3.8g
牛丼	824kcal	26.6g	3.8g
カツ丼	1179kcal	20.3g	4.2g

参考資料：『外食・コンビニ・惣菜のカロリーガイド』（女子栄養大学出版部）

一日合計
エネルギー 1696kcal
たんぱく質 69.8g
塩分 5.3g

献立組み合わせ例

ステージ
G3a
向け

1

昼食は、たんぱく質の多いスパゲティを少量にしてあるため低エネルギーです。その分、揚げ物が入ったボリュームのある夕食でバランスをとっています。

朝食

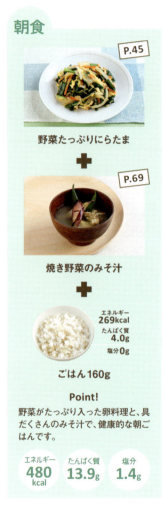

P.45

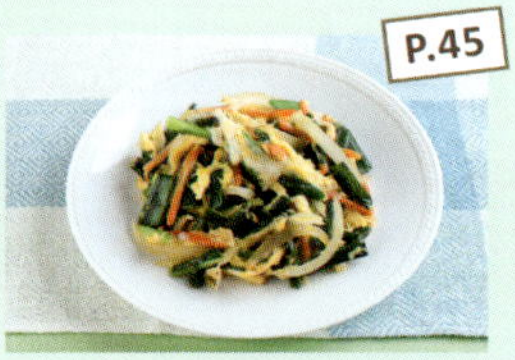

野菜たっぷりにらたま

＋

P.69

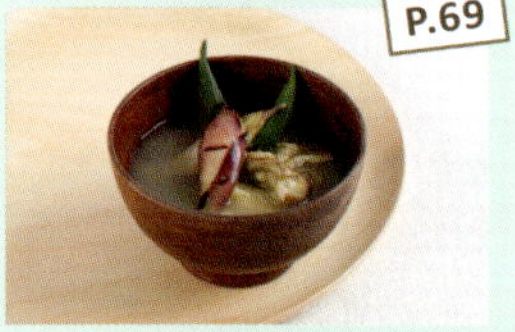

焼き野菜のみそ汁

＋

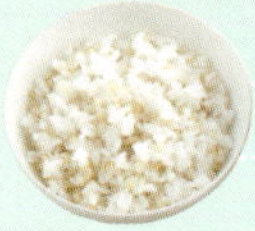

エネルギー 269kcal
たんぱく質 4.0g
塩分 0g

ごはん160g

Point!
野菜がたっぷり入った卵料理と、具だくさんのみそ汁で、健康的な朝ごはんです。

エネルギー	たんぱく質	塩分
480kcal	13.9g	1.4g

昼食

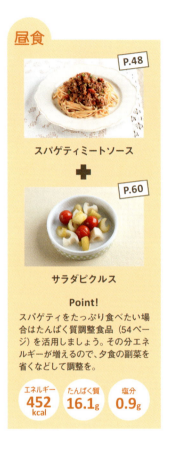

P.48

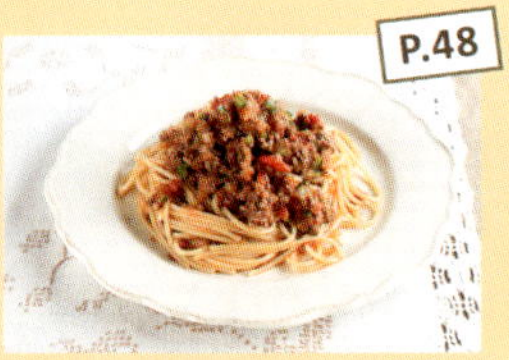

スパゲティミートソース

＋

P.60

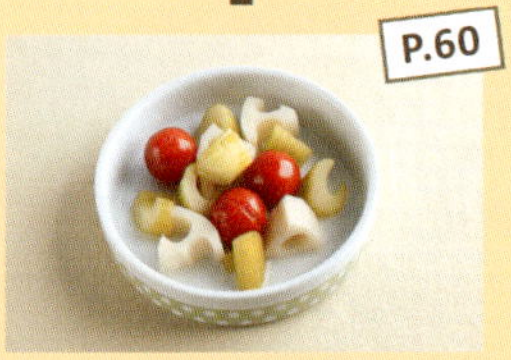

サラダピクルス

Point!
スパゲティをたっぷり食べたい場合はたんぱく質調整食品（54ページ）を活用しましょう。その分エネルギーが増えるので、夕食の副菜を省くなどして調整を。

エネルギー	たんぱく質	塩分
452kcal	16.1g	0.9g

夕食

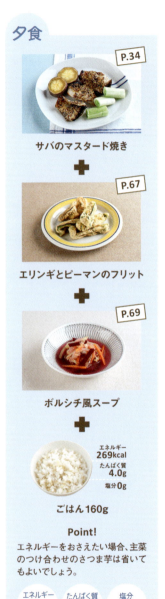

P.34

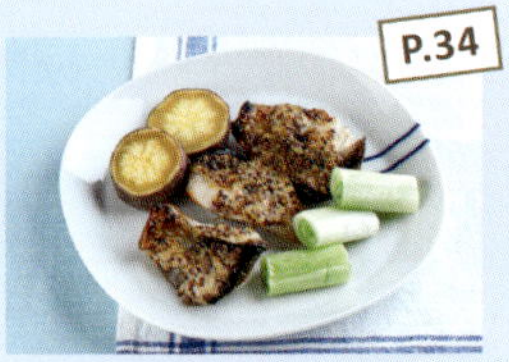

サバのマスタード焼き

＋

P.67

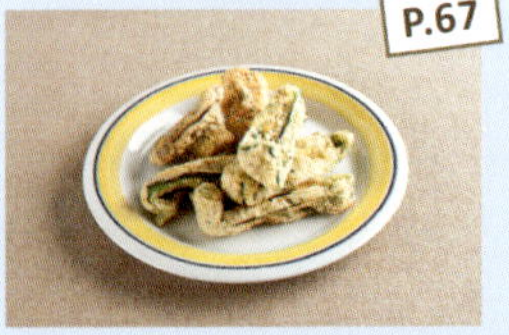

エリンギとピーマンのフリット

＋

P.69

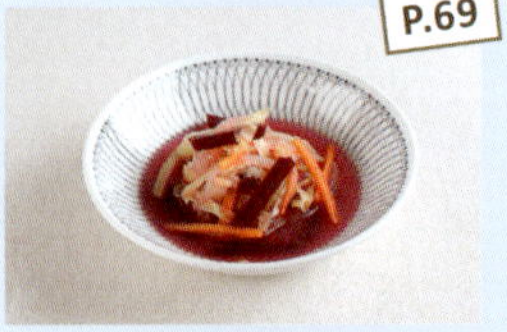

ボルシチ風スープ

＋

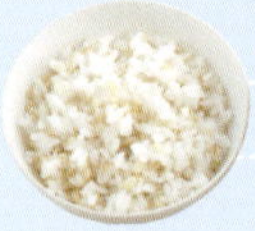

エネルギー 269kcal
たんぱく質 4.0g
塩分 0g

ごはん160g

Point!
エネルギーをおさえたい場合、主菜のつけ合わせのさつま芋は省いてもよいでしょう。

エネルギー	たんぱく質	塩分
702kcal	23.1g	1.5g

一日合計
エネルギー 1634kcal
たんぱく質 53.1g
塩分 3.8g

ステージ
G3a
向け

2

朝昼夕3食のたんぱく質量がほぼ均等になる献立例です。外食でも、レバにらいため定食のようになるべく野菜が多いメニューを選べば、たんぱく質量はそれほど多くありません。

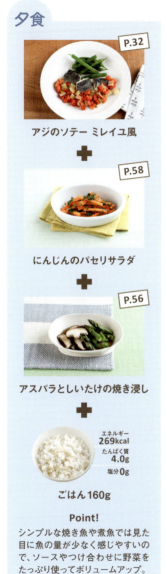

朝食

P.43

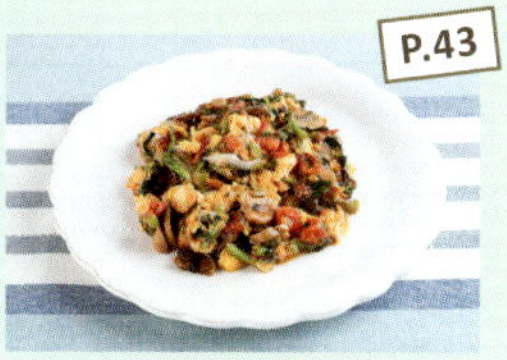

トマトとマッシュルームの卵いため

＋

P.70

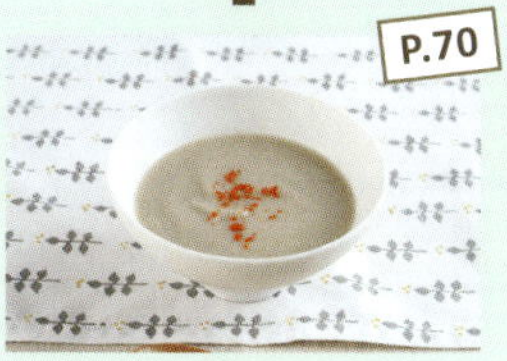

玉ねぎとまいたけのポタージュ

＋

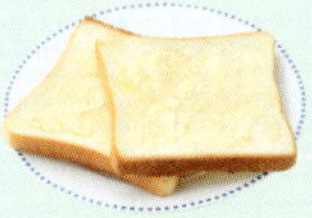

エネルギー 299kcal
たんぱく質 8.4g
塩分 1.3g

食パン90g、マーガリン8g

Point!

食パンは、8枚切りが2枚で90gです。マーガリンやジャムを塗るとエネルギーアップできます。

エネルギー 596kcal　たんぱく質 18.7g　塩分 1.9g

昼食

外食

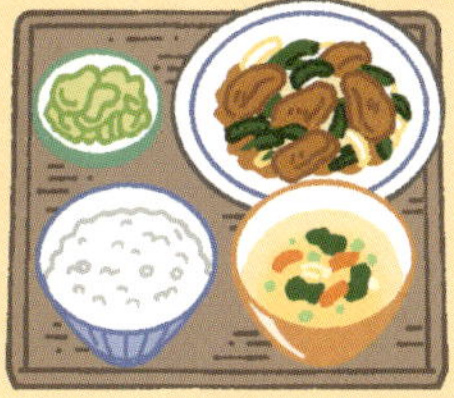

レバにらいため定食

＊ザーサイは食べない。
＊スープは半量にする。

Point!

野菜を多く使ったいため物の定食なら、たんぱく質が比較的少なめです。塩分の多いザーサイは食べず、スープは半量までにして、塩分の摂取量を減らしましょう。

エネルギー 587kcal　たんぱく質 19.7g　塩分 3.0g

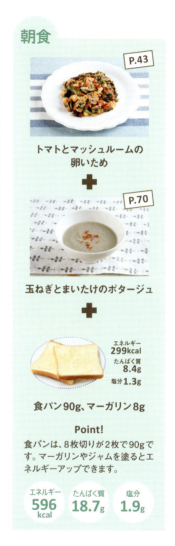

夕食

P.32

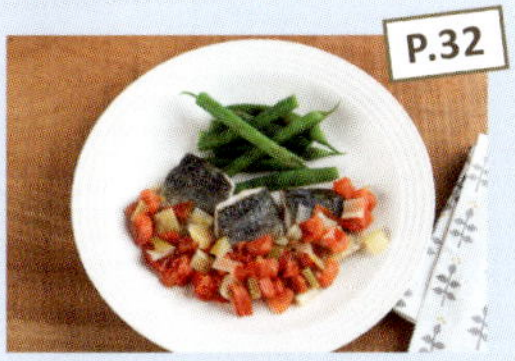

アジのソテー ミレイユ風

＋

P.58

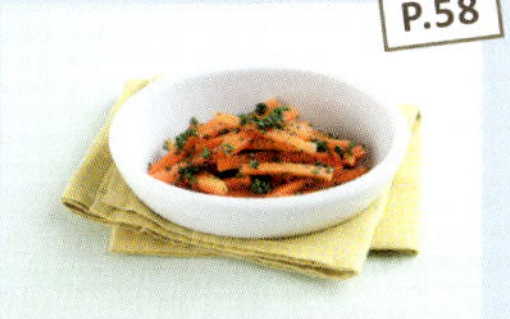

にんじんのパセリサラダ

＋

P.56

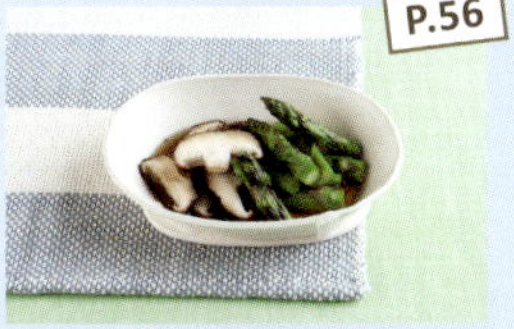

アスパラとしいたけの焼き浸し

＋

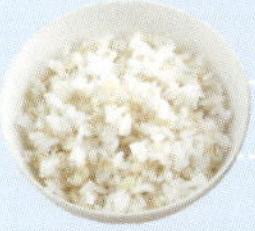

エネルギー 269kcal
たんぱく質 4.0g
塩分 0g

ごはん160g

Point!

シンプルな焼き魚や煮魚では見た目に魚の量が少なく感じやすいので、ソースやつけ合わせに野菜をたっぷり使ってボリュームアップ。

エネルギー 484kcal　たんぱく質 19.3g　塩分 1.1g

そのほかの外食の栄養成分

メニュー名	エネルギー	たんぱく質	塩分
肉野菜いため定食	745kcal	14.1g	4.7g
ギョーザ定食	663kcal	18.8g	5.2g
チャーハン	755kcal	14.2g	2.5g
中華丼	843kcal	17.2g	2.8g
しょうゆラーメン	487kcal	21.6g	5.8g
タンメン	548kcal	21.3g	6.3g

参考資料：『外食・コンビニ・惣菜のカロリーガイド』（女子栄養大学出版部）

一日合計
エネルギー 1667kcal
たんぱく質 57.7g
塩分 6.0g

ステージ
G3a
向け

3

G3aの一日のたんぱく質の目安量60gよりも、やや少なめの献立例です。たんぱく質をとりすぎた日の翌日などにおすすめです。

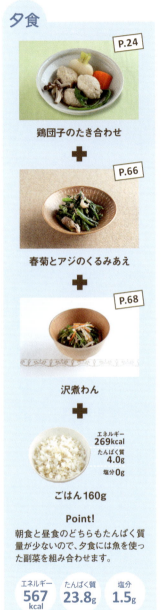

朝食

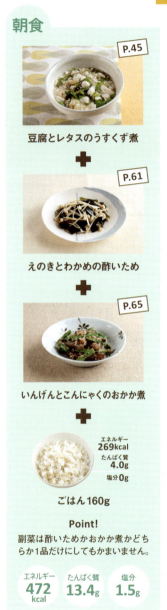

P.45

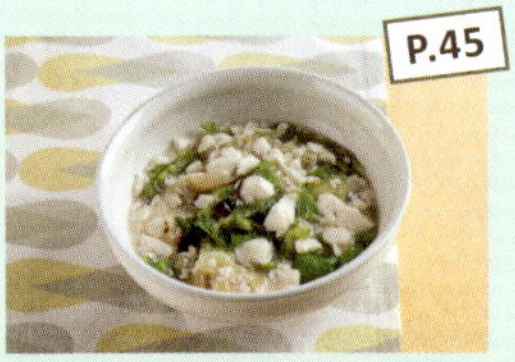

豆腐とレタスのうすくず煮

＋

P.61

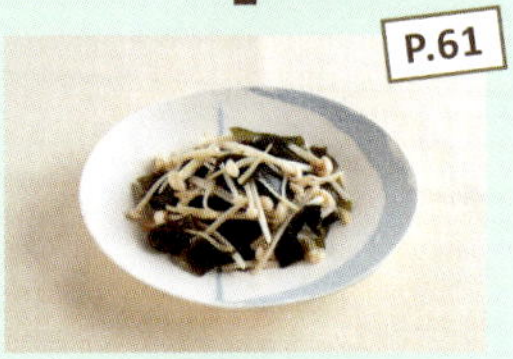

えのきとわかめの酢いため

＋

P.65

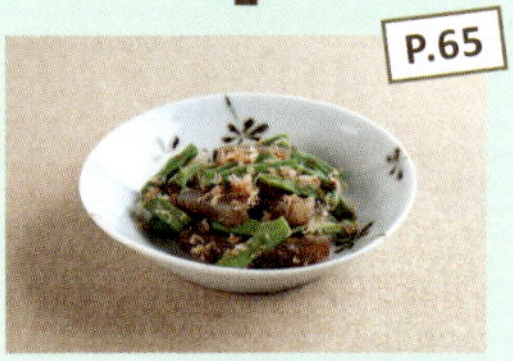

いんげんとこんにゃくのおかか煮

＋

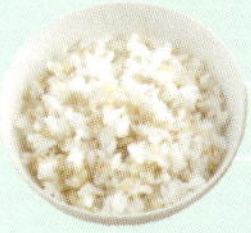

エネルギー 269kcal
たんぱく質 4.0g
塩分 0g

ごはん 160g

Point!

副菜は酢いためかおかか煮かどちらか1品だけにしてもかまいません。

エネルギー 472kcal　たんぱく質 13.4g　塩分 1.5g

昼食

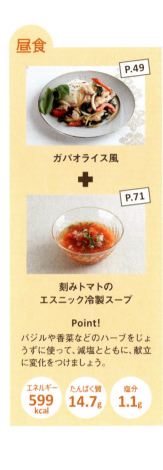

P.49

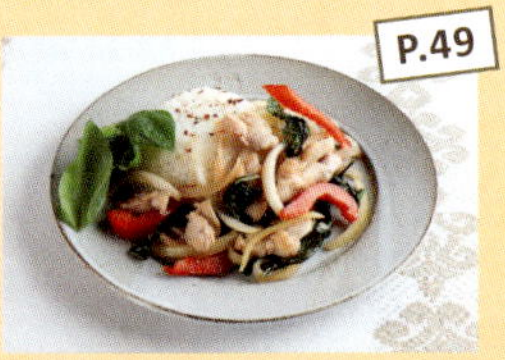

ガパオライス風

＋

P.71

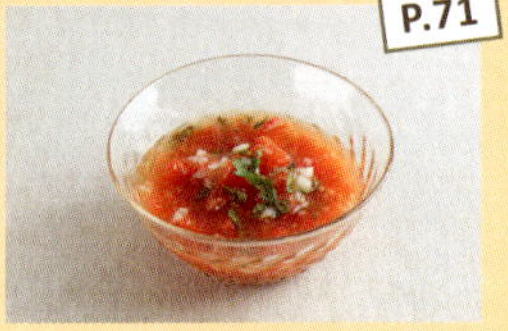

刻みトマトの
エスニック冷製スープ

Point!

バジルや香菜などのハーブをじょうずに使って、減塩とともに、献立に変化をつけましょう。

エネルギー 599kcal　たんぱく質 14.7g　塩分 1.1g

夕食

P.24

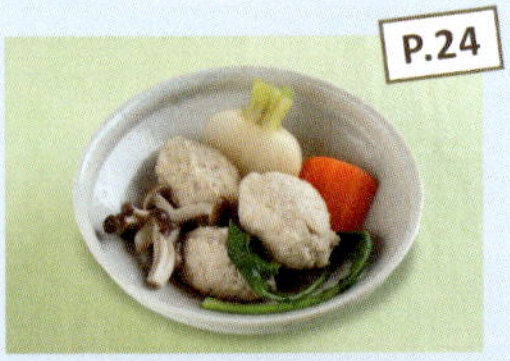

鶏団子のたき合わせ

＋

P.66

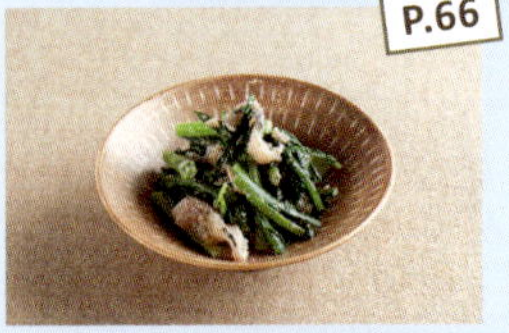

春菊とアジのくるみあえ

＋

P.68

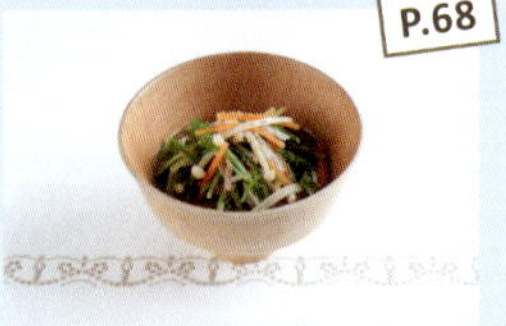

沢煮わん

＋

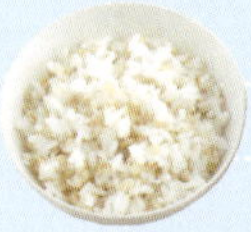

エネルギー 269kcal
たんぱく質 4.0g
塩分 0g

ごはん 160g

Point!

朝食と昼食のどちらもたんぱく質量が少ないので、夕食には魚を使った副菜を組み合わせます。

エネルギー 567kcal　たんぱく質 23.8g　塩分 1.5g

一日合計
エネルギー 1638kcal
たんぱく質 51.9g
塩分 4.1g

ステージ
G3a
向け

4

一日のたんぱく質量がほぼ60gぴったりの献立例。
食事の量やバランスを考えるさいの基準として、参考にしてみてください。

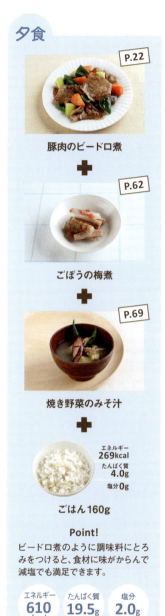

朝食

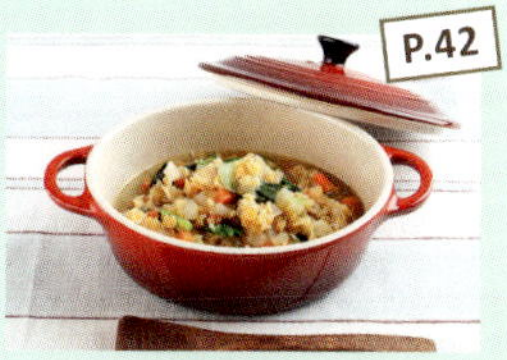

P.42

レンズ豆のシチュー

＋

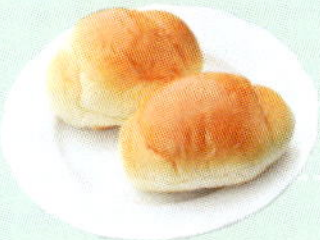

エネルギー 253kcal
たんぱく質 8.1g
塩分 1.0g

ロールパン80g

＋

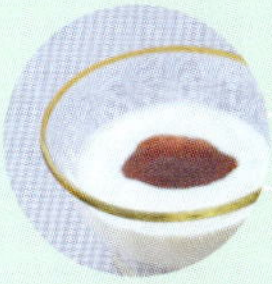

エネルギー 92kcal
たんぱく質 3.7g
塩分 0.1g

ヨーグルト100g
いちごジャム15g

Point!

一日のたんぱく質量を60gに近づけるために、ヨーグルトをプラスしています。たんぱく質を控えたければ省いてもOKです。

エネルギー 564kcal　たんぱく質 21.9g　塩分 1.5g

昼食

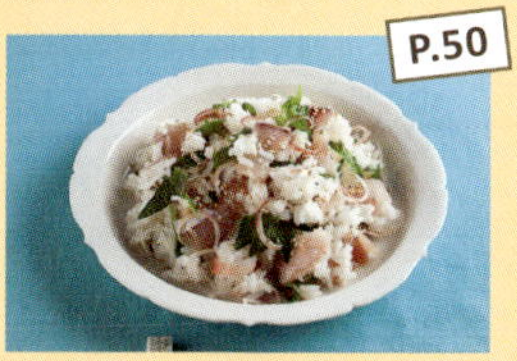

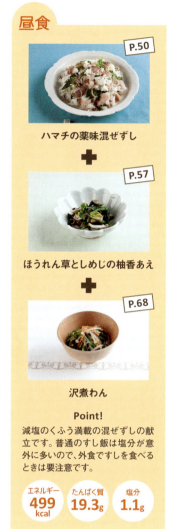

P.50

ハマチの薬味混ぜずし

＋

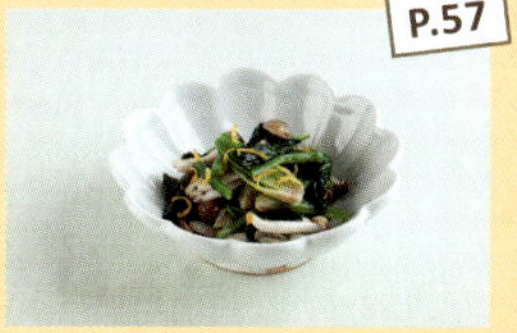

P.57

ほうれん草としめじの柚香あえ

＋

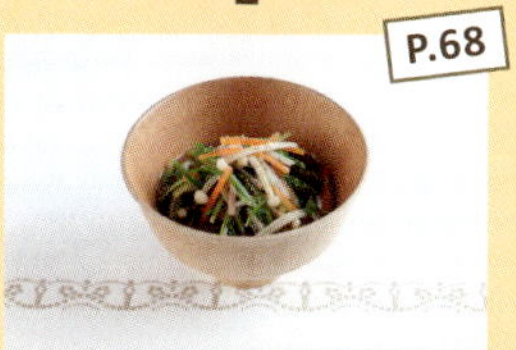

P.68

沢煮わん

Point!

減塩のくふう満載の混ぜずしの献立です。普通のすし飯は塩分が意外に多いので、外食ですしを食べるときは要注意です。

エネルギー 499kcal　たんぱく質 19.3g　塩分 1.1g

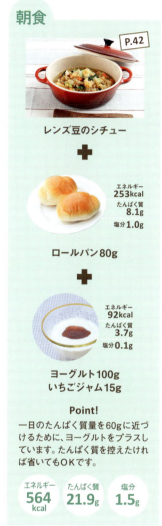

夕食

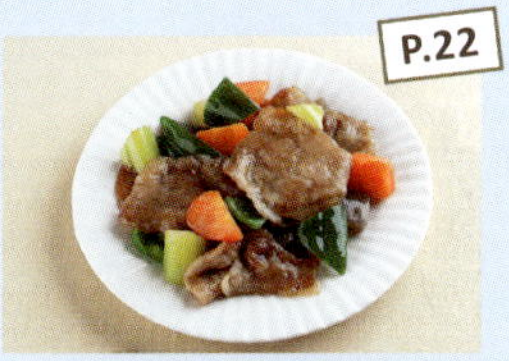

P.22

豚肉のビードロ煮

＋

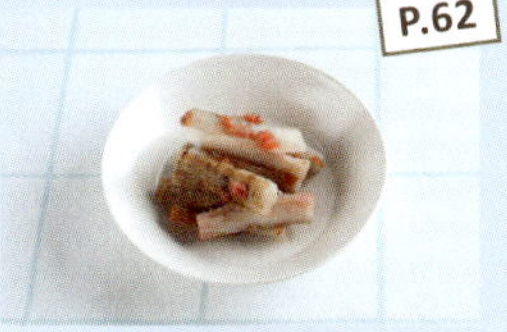

P.62

ごぼうの梅煮

＋

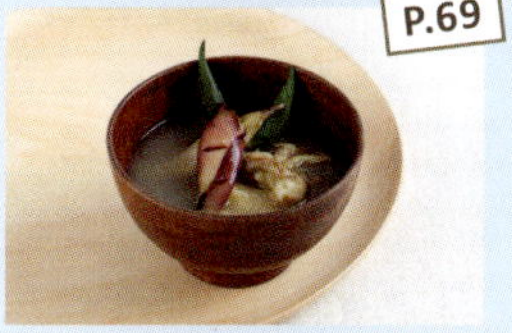

P.69

焼き野菜のみそ汁

＋

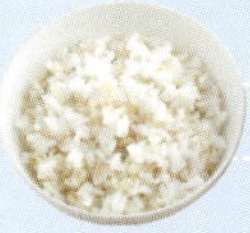

エネルギー 269kcal
たんぱく質 4.0g
塩分 0g

ごはん160g

Point!

ビードロ煮のように調味料にとろみをつけると、食材に味がからんで減塩でも満足できます。

エネルギー 610kcal　たんぱく質 19.5g　塩分 2.0g

一日合計
エネルギー 1673kcal
たんぱく質 60.7g
塩分 4.6g

献立組み合わせ例

ステージ
G3b
向け

1

主食は低たんぱく質ごはんを組み合わせます。エネルギーがやや少なめなので、間食として黒糖かん（72ページ）やしょうがのシャーベット（73ページ）などを加えてもよいでしょう。

朝食

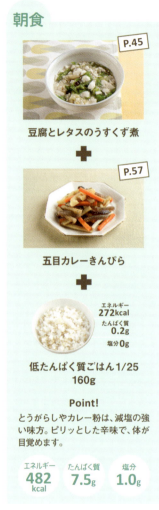

P.45

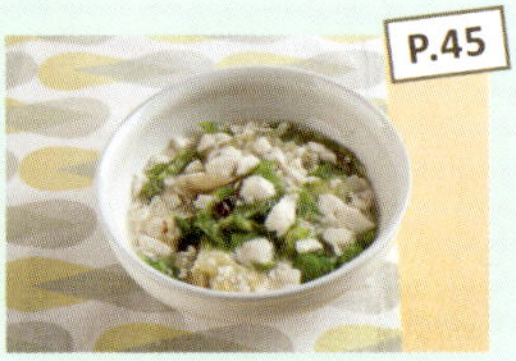

豆腐とレタスのうすくず煮

＋

P.57

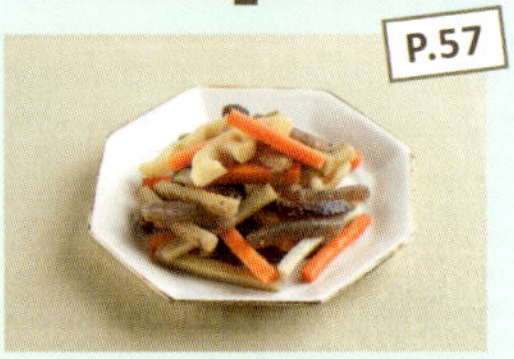

五目カレーきんぴら

＋

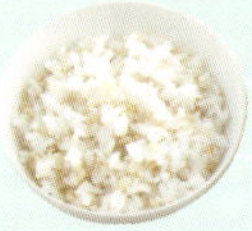

エネルギー 272kcal
たんぱく質 0.2g
塩分 0g

低たんぱく質ごはん1/25
160g

Point!
とうがらしやカレー粉は、減塩の強い味方。ピリッとした辛味で、体が目覚めます。

エネルギー 482kcal　たんぱく質 7.5g　塩分 1.0g

昼食

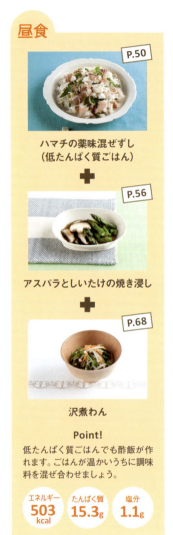

P.50

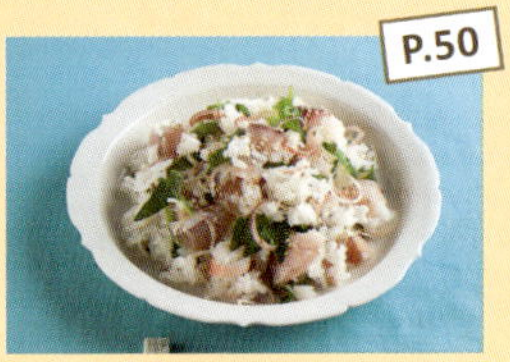

ハマチの薬味混ぜずし
（低たんぱく質ごはん）

＋

P.56

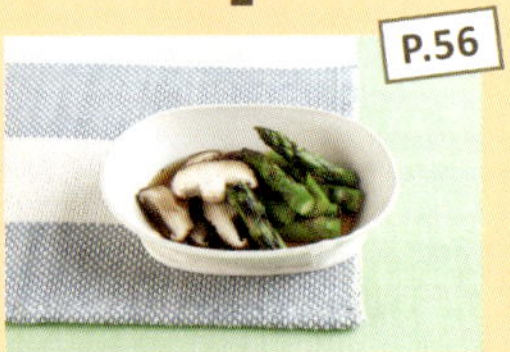

アスパラとしいたけの焼き浸し

＋

P.68

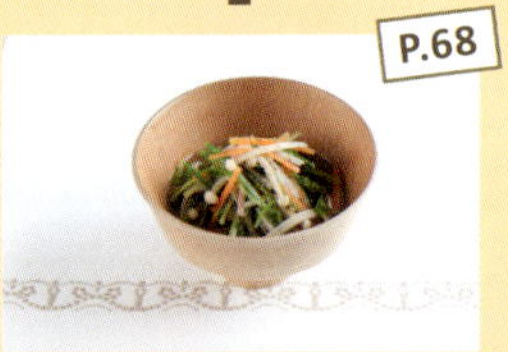

沢煮わん

Point!
低たんぱく質ごはんでも酢飯が作れます。ごはんが温かいうちに調味料を混ぜ合わせましょう。

エネルギー 503kcal　たんぱく質 15.3g　塩分 1.1g

夕食

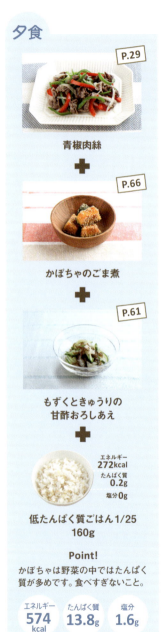

P.29

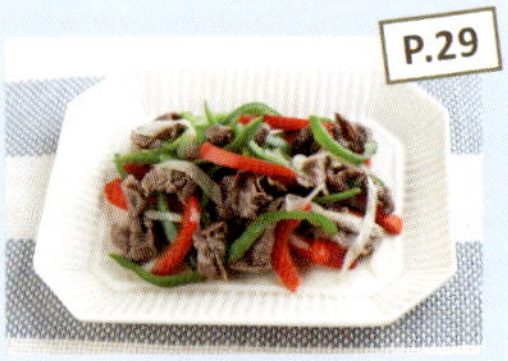

青椒肉絲

＋

P.66

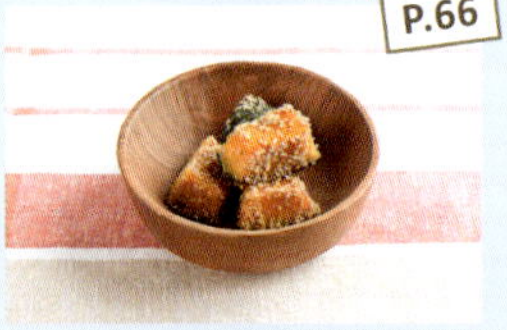

かぼちゃのごま煮

＋

P.61

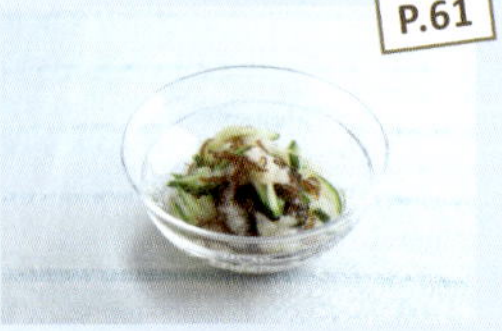

もずくときゅうりの
甘酢おろしあえ

＋

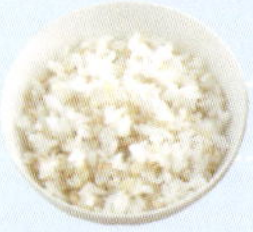

エネルギー 272kcal
たんぱく質 0.2g
塩分 0g

低たんぱく質ごはん1/25
160g

Point!
かぼちゃは野菜の中ではたんぱく質が多めです。食べすぎないこと。

エネルギー 574kcal　たんぱく質 13.8g　塩分 1.6g

一日合計
エネルギー 1559kcal
たんぱく質 36.6g
塩分 3.7g

ステージ G3b 向け

2

朝食にチャーハンをとり入れたり、昼食の主菜をパンにしたりして、いつもと少し目先を変えた献立も楽しんでみましょう。夕食の塩分は少なめなので、副菜を汁物に変えてもよいでしょう。

朝食

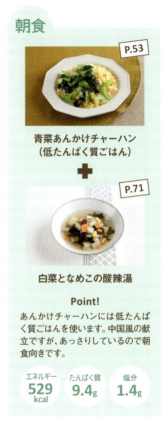

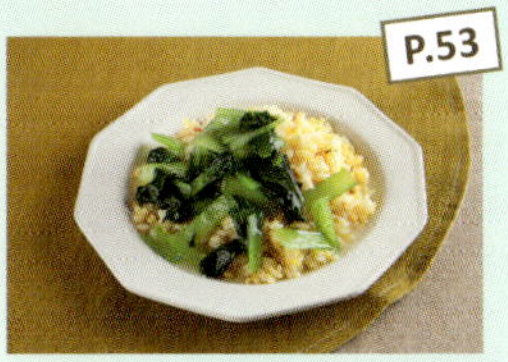
P.53

青菜あんかけチャーハン（低たんぱく質ごはん）

＋

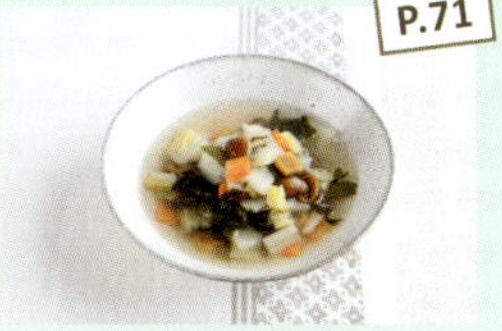
P.71

白菜となめこの酸辣湯

Point!

あんかけチャーハンには低たんぱく質ごはんを使います。中国風の献立ですが、あっさりしているので朝食向きです。

エネルギー 529kcal　たんぱく質 9.4g　塩分 1.4g

昼食

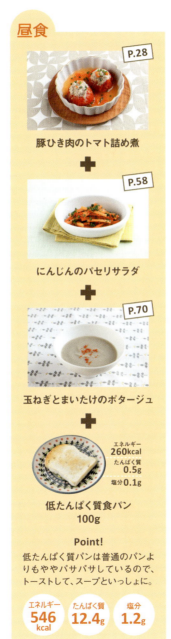

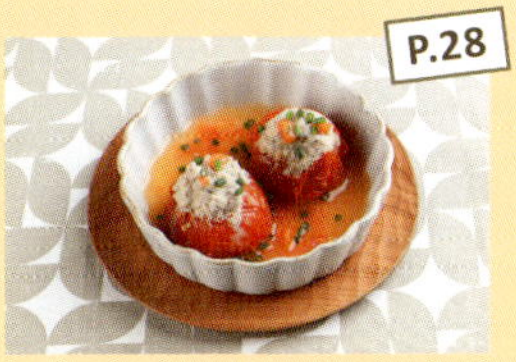
P.28

豚ひき肉のトマト詰め煮

＋

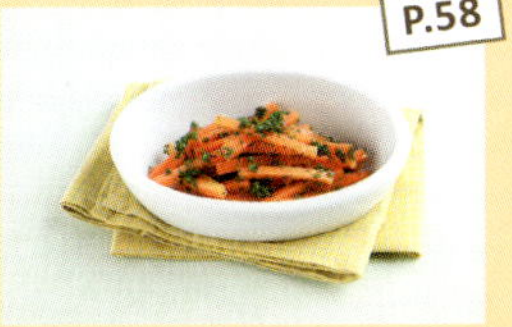
P.58

にんじんのパセリサラダ

＋

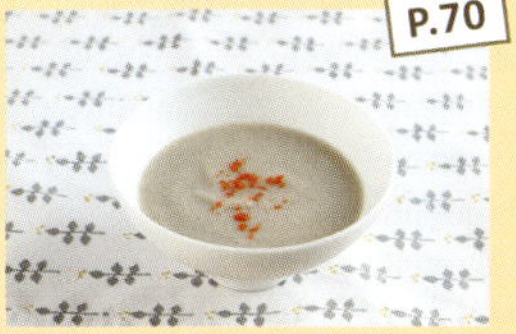
P.70

玉ねぎとまいたけのポタージュ

＋

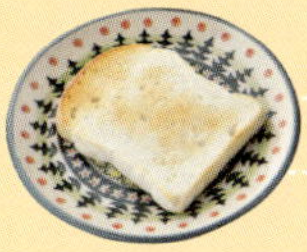

エネルギー 260kcal
たんぱく質 0.5g
塩分 0.1g

低たんぱく質食パン
100g

Point!

低たんぱく質パンは普通のパンよりもややパサパサしているので、トーストして、スープといっしょに。

エネルギー 546kcal　たんぱく質 12.4g　塩分 1.2g

夕食

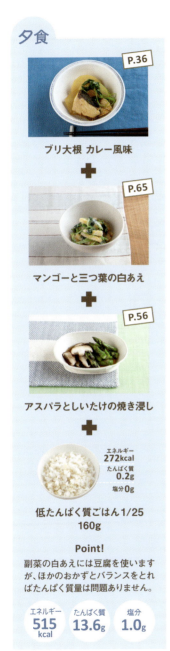

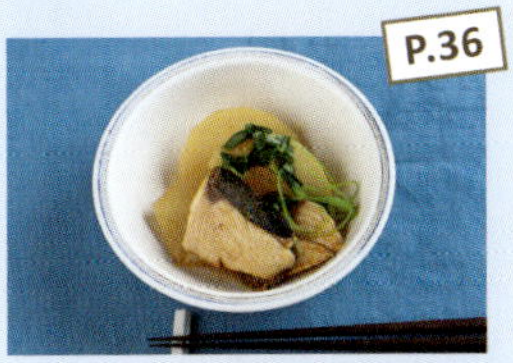
P.36

ブリ大根 カレー風味

＋

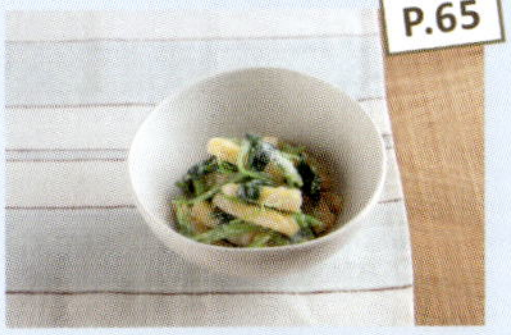
P.65

マンゴーと三つ葉の白あえ

＋

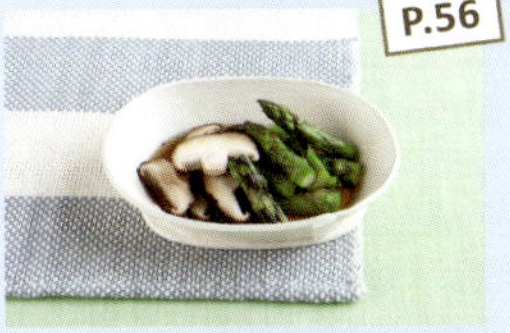
P.56

アスパラとしいたけの焼き浸し

＋

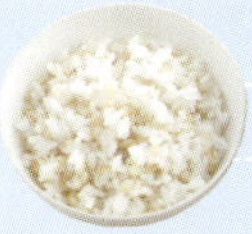

エネルギー 272kcal
たんぱく質 0.2g
塩分 0g

低たんぱく質ごはん 1/25
160g

Point!

副菜の白あえには豆腐を使いますが、ほかのおかずとバランスをとればたんぱく質量は問題ありません。

エネルギー 515kcal　たんぱく質 13.6g　塩分 1.0g

一日合計

エネルギー 1590kcal
たんぱく質 35.4g
塩分 3.6g

3

たんぱく質を40g以内におさえながら、エネルギーを充分にとれる献立例です。塩分控えめなので、昼食か夕食に味付けのり（5枚で塩分0.2g）を加えてもかまいません。

朝食

P.52

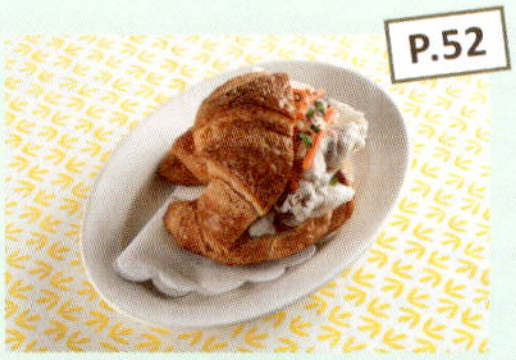

クロワッサンのバインミー風

＋

P.69

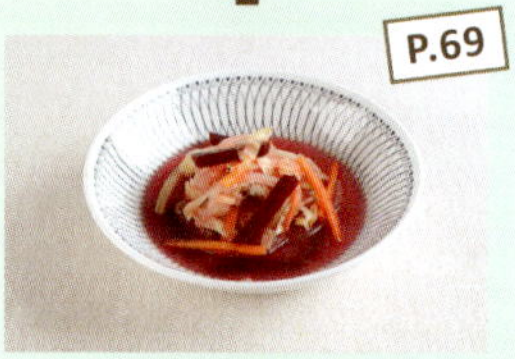

ボルシチ風スープ

＋

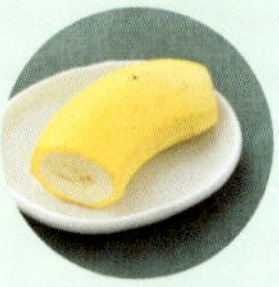

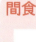

エネルギー 43kcal
たんぱく質 0.6g
塩分 0g

バナナ50g

Point!
クロワッサンはパンの中ではたんぱく質が少なめです。バナナは好みのくだものにかえてもOK。

エネルギー 493kcal　たんぱく質 13.7g　塩分 1.3g

昼食

P.44

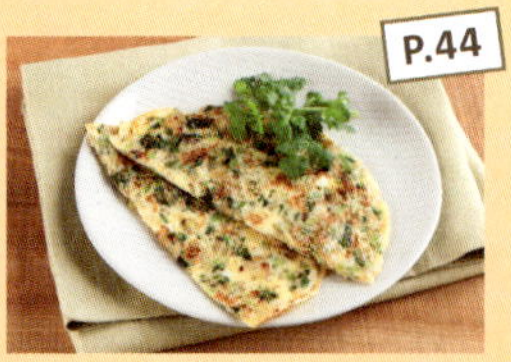

エスニック平焼きオムレツ

＋

P.61

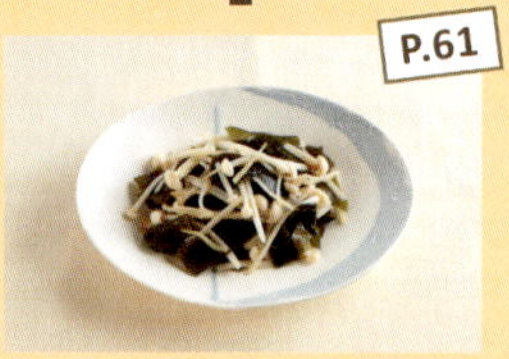

えのきとわかめの酢いため

＋

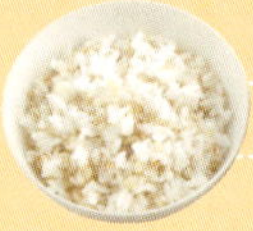

エネルギー 272kcal
たんぱく質 0.2g
塩分 0g

低たんぱく質ごはん1/25
160g

Point!
オムレツも酢いためも、塩分控えめですが、しっかりとした味つけで、ごはんによく合います。

エネルギー 499kcal　たんぱく質 9.2g　塩分 1.3g

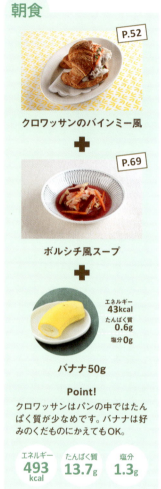

夕食

P.39

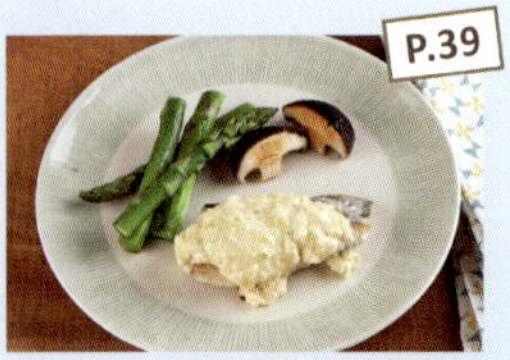

サワラのねぎマヨ焼き

＋

P.57

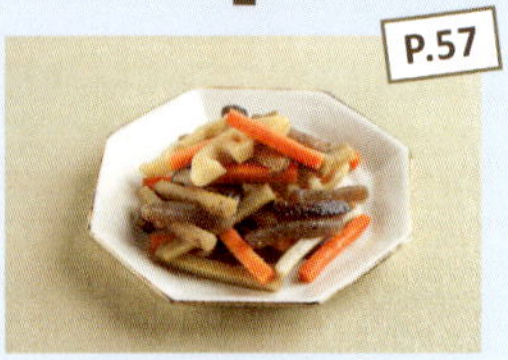

五目カレーきんぴら

＋

P.65

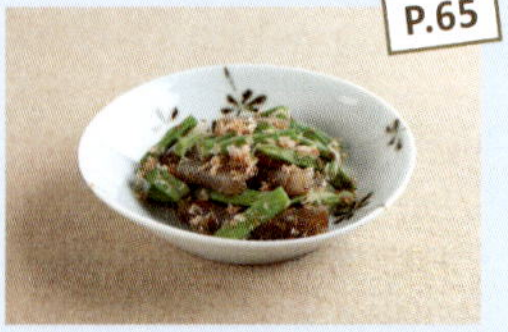

いんげんとこんにゃくのおかか煮

＋

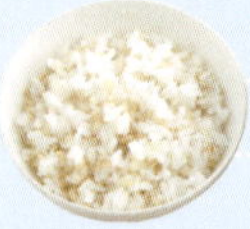

エネルギー 272kcal
たんぱく質 0.2g
塩分 0g

低たんぱく質ごはん1/25
160g

Point!
マヨ焼きで使うマヨネーズは比較的塩分が少なく、こくもあるので、減塩料理に活躍する調味料です。エネルギーアップにも役立ちます。

エネルギー 610kcal　たんぱく質 15.5g　塩分 1.3g

間食

P.72

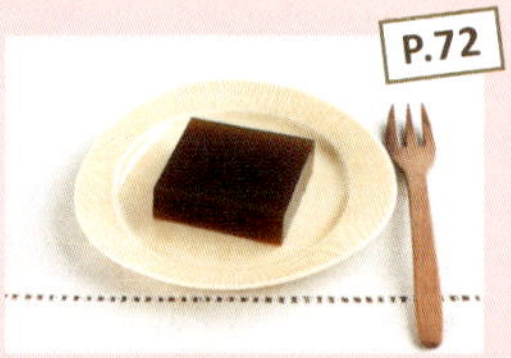

黒糖かん

エネルギー 42kcal　たんぱく質 0.2g　塩分 0g

一日合計
エネルギー 1644kcal
たんぱく質 38.6g
塩分 3.9g

ステージ
G3b
向け

4

朝食と昼食のエネルギーが控えめなので、夕食をしっかりと。
間食としてたんぱく質ゼロのシャーベットもとり入れ、エネルギーを補っています。

朝食

P.45

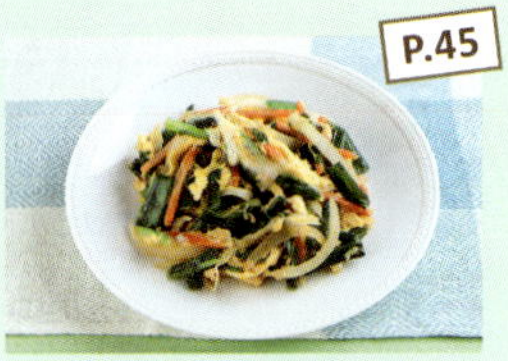

野菜たっぷりにらたま

＋

P.62

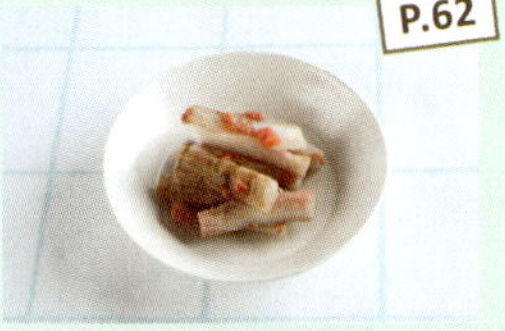

ごぼうの梅煮

＋

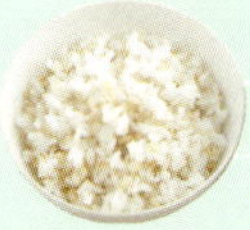

エネルギー 272kcal
たんぱく質 0.2g
塩分 0g

低たんぱく質ごはん1/25 160g

Point!

卵料理には野菜をたっぷり入れてボリュームアップ。梅干しを使った副菜が献立のアクセントです。

エネルギー 468kcal　たんぱく質 8.2g　塩分 1.0g

昼食

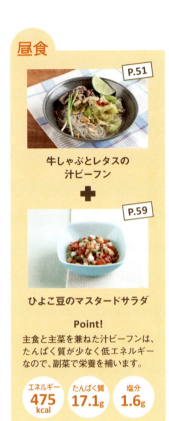

P.51

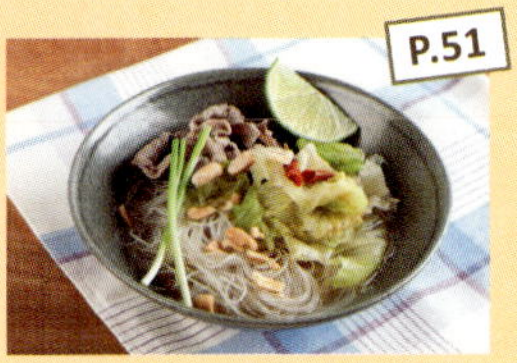

牛しゃぶとレタスの汁ビーフン

＋

P.59

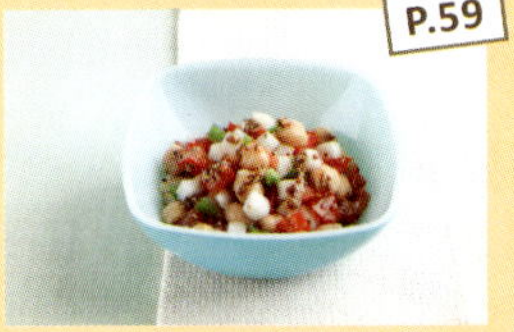

ひよこ豆のマスタードサラダ

Point!

主食と主菜を兼ねた汁ビーフンは、たんぱく質が少なく低エネルギーなので、副菜で栄養を補います。

エネルギー 475kcal　たんぱく質 17.1g　塩分 1.6g

間食

P.73

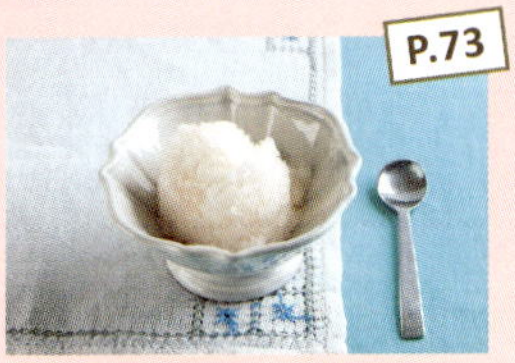

しょうがのシャーベット

エネルギー 47kcal　たんぱく質 0g　塩分 0g

夕食

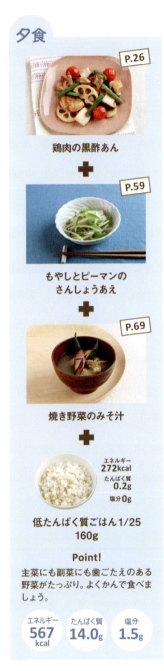

P.26

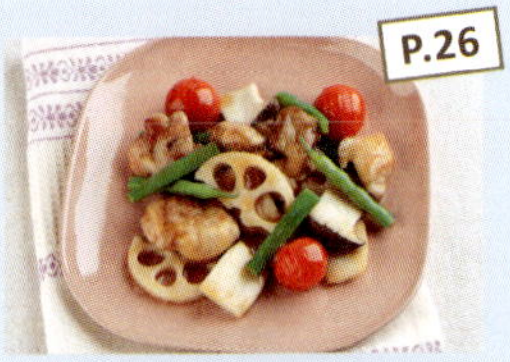

鶏肉の黒酢あん

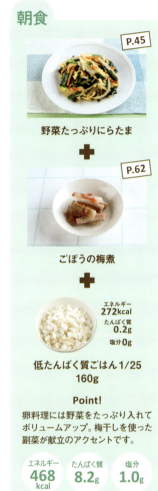

＋

P.59

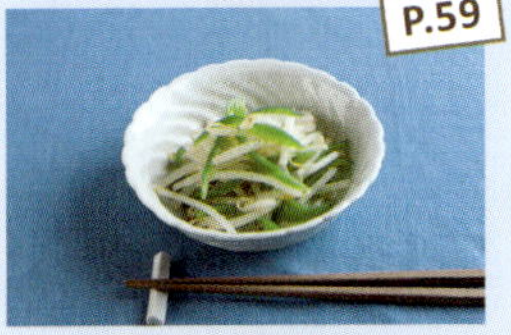

もやしとピーマンのさんしょうあえ

＋

P.69

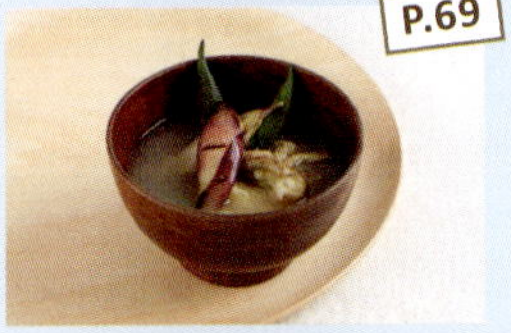

焼き野菜のみそ汁

＋

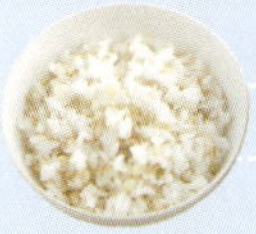

エネルギー 272kcal
たんぱく質 0.2g
塩分 0g

低たんぱく質ごはん1/25 160g

Point!

主菜にも副菜にも歯ごたえのある野菜がたっぷり。よくかんで食べましょう。

エネルギー 567kcal　たんぱく質 14.0g　塩分 1.5g

一日合計

エネルギー 1557kcal
たんぱく質 39.3g
塩分 4.1g

教えて!

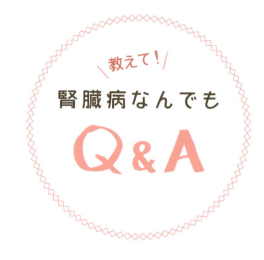

腎臓病なんでもQ&A

Q

不規則な生活で、自炊もむずかしく、外食ばかりです。塩分一日6gまでといわれても、なにをどう選べばよいかわかりません。

A 外食で塩分量を正確に把握するのは、とてもむずかしいものです。できるだけ、メニューに栄養価が表示されている店を選んで、なるべく塩分の少ない料理を選ぶようにしましょう。また、『毎日の食事のカロリーガイド』『外食・コンビニ・惣菜のカロリーガイド』（ともに女子栄養大学出版部）などの本を参考にして、外食やコンビニなどで買うことができる食事の塩分量を頭に入れておくようにするのもよいでしょう。そうやって、日ごろから栄養価に注目していると、食べてもよい料理、避けるべき料理がだんだんとわかってきて、メニュー選びも楽になってくるはずです。

Q

たんぱく質や塩分のほかに、控えたほうがよいものはありますか？

A 慢性腎臓病（CKD）のステージがG4、G5まで悪化すると、カリウムやリンが身体にたまりやすくなります。体内にカリウムが増えると、筋肉がマヒして、手足がしびれるなどの症状が出ます。さらに悪化すると、心臓の筋肉がマヒして不整脈の原因になることも。そのためCKDのステージが進むと、カリウムを多く含む生の野菜やくだものは控える必要が出てきます。

一方、リンが体にたまると、骨がもろくなったり、骨でないところが石灰化したりします。ただ、リンはたんぱく質が豊富な食品に含まれているため、きちんとたんぱく質を制限していれば、自然と過剰な摂取を防ぐことができます。

かかりつけの病院の医師や管理栄養士から特に指導されていなければ、初期の腎臓病ではどちらも意識する必要はないでしょう。

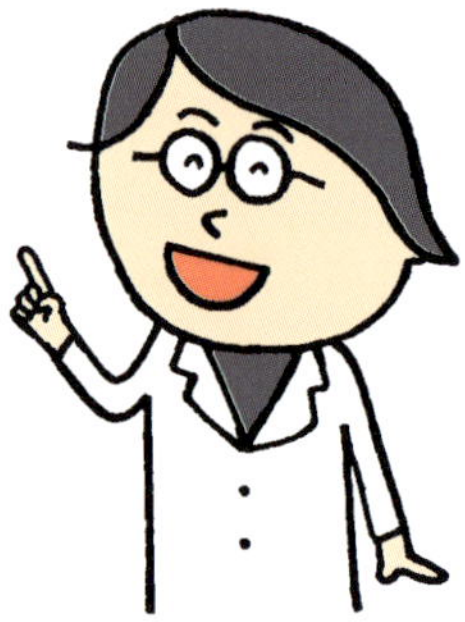

Q

食事療法は、一生続けなければいけないのですか？

A 腎臓は一度悪くなって機能が低下してしまうと、元に戻すことはできません。ですから腎臓病の治療は、腎臓になるべく負担をかけない生活を心がけて、現在の機能を維持することが第一目標になります。腎臓を気づかって、塩分やたんぱく質を控えた食事を続けていくことが必要なのです。食事制限がゆるやかな初期のうちに、腎臓にやさしい食習慣へ切りかえていきましょう。

確かに「食事制限が一生続く」と考えると暗い気持ちになりますが、「健康的な食習慣を身につける」と考えてみてください。食べすぎ、食べなさすぎに注意したり、塩分を控えめにしたりすることは、腎臓だけではなく、全身をいたわることにもなります。初めのうちはもの足りなく感じた食事も、習慣になれば、それがあたりまえになってストレスも減っていくでしょう。まずは、できることから「ゆるく続ける」ことがたいせつです。

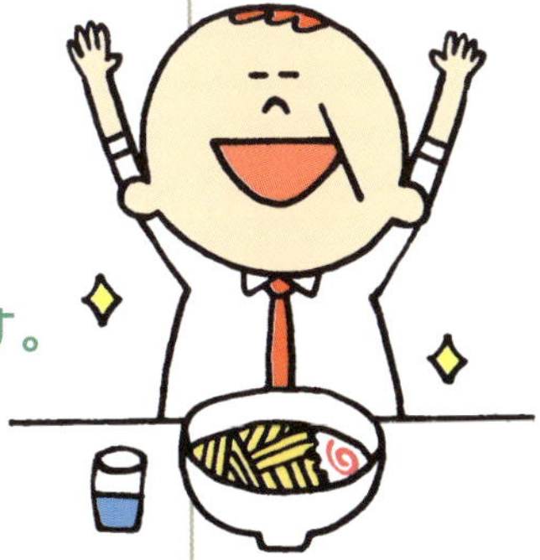

どうしてもラーメンが食べたいです。塩分制限があると食べてはいけませんか？

A 確かにラーメンは塩分が多いので、頻繁に食べることは避けたほうがよいでしょう。ただ、「月に1回」などごくたまにであれば、食べてもかまいません。ただし、なるべく塩分を摂取しないですむように、スープを残してめんだけ食べる、チャーシューやメンマなどの塩分の多いトッピングも避けるなど、食べ方をくふうしましょう。自宅でインスタントラーメンを食べる場合は、添付のスープのもとの量を減らせば減塩できます。

腎臓病の食事制限で、「絶対に食べてはダメ」という食品はありません。食事療法は、ストレスをためないで続けることがたいせつなので、塩分の多い食品も少量にとどめることができるなら、たまには口にしてもよいでしょう。塩分を多くとりすぎた場合は、そのあとの食事でいつも以上に減塩を心がけるなどして、バランスをとるようにしてください。

たんぱく質調整米とでんぷん米は違うものですか？たんぱく質量は違いますか？

A たんぱく質調整米（低たんぱく質ごはん）も、でんぷん米も、通常のお米よりもたんぱく質が大幅に少ないのが特徴ですが、この2つは原料が異なります。たんぱく質調整米は、洗った白米からたんぱく質を除去して作られていますが、でんぷん米は、とうもろこしでんぷんを米の形に成形したもので、粘りが強いのが特徴です。たんぱく質量は商品によりますが、どちらも炊飯前の米100ｇあたり0.1～0.3ｇくらいのものが多いです。

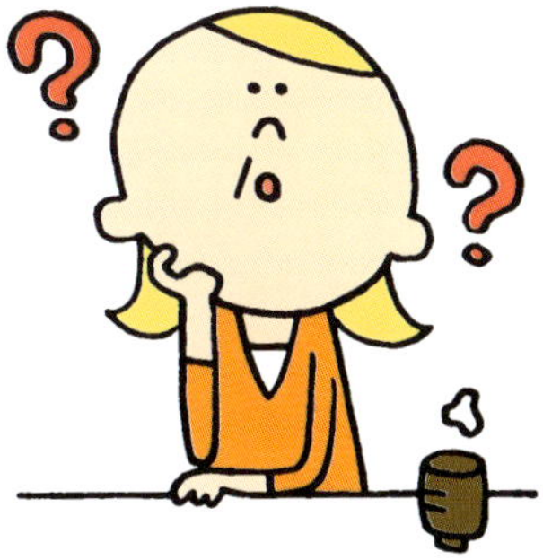

エネルギー、たんぱく質、塩分の摂取量の目安は、身長や体重、年齢、性別が違っても同じですか？

A 身体を維持したり、動かしたりするのに必要なエネルギーは、その人の体格や活動量、健康状態などによって違います。そのため、正確な必要量を求めるのはとてもむずかしいのですが、腎臓病の食事療法の場合、標準体重を用いて求めることがすすめられています。

標準体重というのは、最も健康的であると統計的に認められた理想体重のことです。[身長(m)×身長(m)×22]という計算式から求めることができます。たとえば、身長160cmの人の標準体重は、(1.6×1.6)×22＝約56kgとなります。

この標準体重から、一日に必要なエネルギー量を求める場合の計算式は、[標準体重×25～35（kcal)]です。標準体重60kgの人なら、1400～1960kcalとなります。

一日に必要なたんぱく質量は、慢性腎臓病（CKD）のステージによって違いますが、これも標準体重を基準にして算出することができます（14ページ参照）。

一方、塩分の摂取量の目安は、体重による違いはありません（14ページ参照）。

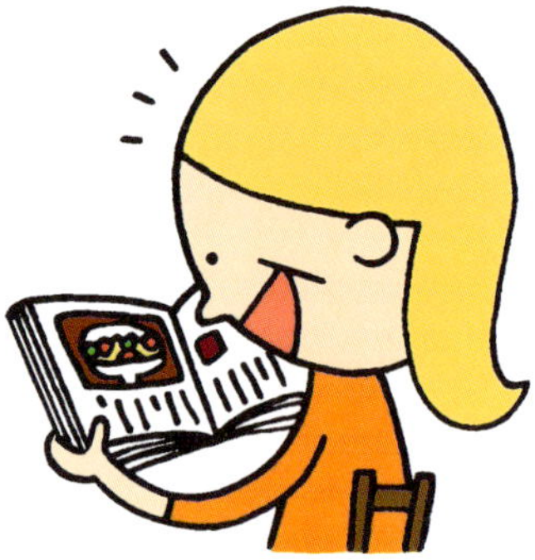

Q

高齢のため、食べる量が減っています。たんぱく質の制限をするとさらに食事量が減ってしまいます。効率よくエネルギーをとるにはどうしたらよいですか？

A　高齢になると、ただでさえ食が細くなる人も多く、さらにたんぱく質を制限すると、エネルギー不足になることがあるので、注意が必要です。高齢のかたの場合、エネルギー不足が「寝たきり」につながるリスクもあるため、たんぱく質制限よりも、まずは低栄養を避けることが優先されるケースもあります。必要な食事量がとれていないと感じるかたは、まず、医師や栄養士に相談してください。

効率的にエネルギーを摂取する方法の一つとしては、エネルギー補給食品の利用があります。たとえば、でんぷんから作られた低甘味、低粘性の「粉あめ」を、飲み物や料理に加えると、食事のエネルギー量をアップすることができます。

また、ふだんの食事でも、汁物の仕上げにごま油やオリーブ油を加えて香りとエネルギーをプラスしたり、本書22ページの「豚肉のビードロ煮」のように肉や魚を焼くときに粉をまぶしてエネルギーアップする方法もあります。

Q

水分は制限しなくてよいですか？

A　腎臓病になると、尿を排出する機能が低下して、体内の水分量の調整がうまくできなくなります。とはいっても、初期の腎臓病であれば、水分の制限は必要ありません。飲み水は一日1～２ℓくらいを目安に適度に摂取してください。

逆に、水分が足りなくて脱水になると、腎臓に負担がかかります。脱水症状を起こすと、体内の血液量が減って腎臓への血流も低下し、尿量が減ることで、老廃物がたまってしまうからです。炎天下の運動や作業のさいは、充分な水分をとるようにしましょう。また、風邪などの発熱による脱水にも気をつけなければなりません。

なお、腎臓病がもっと進行すると、水分制限が必要になります。たとえば、透析治療を行なっているかたの場合、飲み水は一日500～600㎖が目安量となります。

Q

甘い物が大好きですが、制限しなくてよいですか？

A　糖尿病のあるかたは、それに準じた制限が必要です。腎臓に関していえば、甘味そのものは悪くありませんが、甘いお菓子は、卵や乳製品が使われている高たんぱく質のものが多いので、注意が必要です。プリンやアイスクリーム、ケーキなどは特にたんぱく質が多めです。また、あずきもたんぱく質が豊富なので、あんこも食べすぎないようにしてください。

おすすめは、たんぱく質が控えめなかんてんゼリーやあめなどです。低たんぱくで、エネルギー補給にも役立つお菓子やゼリーも市販されているので、そういった製品を試してみるのもよいでしょう。ドラッグストアや通信販売で購入することができます。

栄養成分値一覧

『日本食品標準成分表2015年版（七訂）』（文部科学省）に基づいて算出しています。
同書に記載のない食品は、それに近い食品（代用品）の数値で算出しました。
1人分（1回分）あたりの成分値です。
市販品は、メーカーから公表された成分値のみ合計しています。
数値の合計の多少の相違は計算上の端数処理によるものです。

		料理名	掲載ページ	エネルギー (kcal)	たんぱく質 (g)	脂質 (g)	炭水化物 (g)	カリウム (mg)	リン (mg)	食塩相当量（塩分） (g)
肉の主菜	ステージG1・G2	ポークソテー ノルマンディ風	20	300	13.7	17.9	20.3	413	154	0.5
肉の主菜	ステージG1・G2	牛肉のサテ	21	161	13.0	10.0	3.7	272	130	0.5
肉の主菜	ステージG3a	豚肉のビードロ煮	22	280	12.4	19.6	11.7	412	142	0.8
肉の主菜	ステージG3a	豚肉の天ぷら ねぎあんかけ	23	305	11.5	20.8	16.0	273	125	0.6
肉の主菜	ステージG3a	鶏団子のたき合わせ	24	140	12.2	7.4	6.5	548	131	0.8
肉の主菜	ステージG3a	鶏ささ身の芋衣揚げ	25	447	12.3	27.5	35.9	605	150	0.1
肉の主菜	ステージG3b	鶏肉の黒酢あん	26	228	10.4	13.3	16.2	452	158	0.5
肉の主菜	ステージG3b	鶏手羽の南蛮漬け	27	192	11.1	13.4	5.2	243	101	0.1
肉の主菜	ステージG3b	豚ひき肉のトマト詰め煮	28	147	9.8	8.7	7.0	429	97	0.5
肉の主菜	ステージG3b	青椒肉絲	29	168	11.3	11.1	5.0	307	116	0.7
魚の主菜	ステージG1・G2	タイのフリット	30	331	15.2	23.3	14.2	443	189	0.2
魚の主菜	ステージG1・G2	ブリの揚げおろし煮	31	248	15.4	14.9	12.9	659	170	0.8
魚の主菜	ステージG3a	アジのソテー ミレイユ風	32	142	13.2	4.9	8.7	427	169	0.4
魚の主菜	ステージG3a	イワシの香草くるみ焼き	33	216	12.0	16.4	6.0	391	170	0.1

		料理名	掲載ページ	エネルギー (kcal)	たんぱく質 (g)	脂質 (g)	炭水化物 (g)	カリウム (mg)	リン (mg)	食塩相当量（塩分） (g)
魚の主菜	ステージG3a	サバのマスタード焼き	34	253	13.8	14.9	13.5	376	179	0.7
		サケのピーナッツバター煮	35	280	14.2	18.6	10.6	291	151	0.3
	ステージG3b	ブリ大根 カレー風味	36	121	8.9	7.2	3.2	312	66	0.3
		サケのソテー アボカドソース	37	288	10.2	22.1	12.6	625	145	0.2
		カジキのタンドリー風	38	156	9.7	8.1	10.6	474	163	0.2
		サワラのねぎマヨ焼き	39	236	11.9	18.1	6.3	396	150	0.5
豆腐・豆・卵の主菜	ステージG1・G2	厚揚げのトマト煮	40	193	10.4	13.3	9.5	405	179	0.6
		ポークビーンズ風	41	258	10.9	11.0	30.2	873	213	0.4
	ステージG3a	レンズ豆のシチュー	42	219	10.1	6.7	29.4	674	202	0.4
		トマトとマッシュルームの卵いため	43	214	8.7	17.4	6.6	518	178	0.4
		豆腐のカレームニエルマリネ	43	238	9.7	11.0	23.2	413	160	0.1
	ステージG3b	エスニック平焼きオムレツ	44	172	7.3	11.3	9.5	218	123	0.6
		野菜たっぷりにらたま	45	173	7.4	13.3	5.1	382	117	0.6
		豆腐とレタスのうすくず煮	45	128	5.8	9.1	5.6	326	110	0.5
ごはん・パン・めん	ステージG1・G2	ビーフストロガノフ	46	569	17.0	23.7	67.3	574	227	0.4
		（低たんぱく質ごはんの場合）		572	13.2	25.3	75.1	534	201	0.5
		ボリュームカツサンド	47	541	20.3	27.0	52.1	442	227	1.1
		（低たんぱく質パン〈100g〉の場合）		643	15.8	31.6	72.6	344	175	0.5
	ステージG3a	スパゲティミートソース	48	404	15.3	17.6	43.4	537	151	0.5
		（低たんぱく質スパゲティタイプ〈70g〉の場合）		484	10.1	17.3	71.2	458	105	0.5

		料理名	掲載ページ	エネルギー (kcal)	たんぱく質 (g)	脂質 (g)	炭水化物 (g)	カリウム (mg)	リン (mg)	食塩相当量（塩分） (g)
ごはん・パン・めん	ステージG3a	ガパオライス風	49	526	13.6	19.8	69.9	378	172	0.7
		（低たんぱく質ごはんの場合）		532	9.8	21.3	77.6	340	147	0.8
		ハマチの薬味混ぜずし	50	443	15.3	11.6	64.5	304	183	0.3
		（低たんぱく質ごはんの場合）		447	11.4	13.1	72.4	264	156	0.3
	ステージG3b	牛しゃぶとレタスの汁ビーフン	51	322	11.8	13.3	37.6	430	141	1.0
		クロワッサンのバインミー風	52	352	11.6	20.9	28.0	217	86	0.6
		（低たんぱく質パンの場合）		349	9.5	19.2	33.4	206	71	0.3
		青菜あんかけチャーハン	53	473	11.5	15.8	67.7	468	188	0.9
		（低たんぱく質ごはんの場合）		477	7.8	17.3	75.5	429	161	1.0
塩分控えめの副菜	香りで減塩	アスパラとしいたけの焼き浸し	56	17	1.6	0.1	3.5	164	43	0.3
		五目カレーきんぴら	57	82	1.5	4.2	10.9	292	47	0.5
		ほうれん草としめじの柚香あえ	57	17	1.7	0.3	3.7	281	44	0.3
		にんじんのパセリサラダ	58	56	0.5	4.1	4.8	145	14	0.4
		焼きなすの香菜《しゃんつあい》あえ	58	45	1.3	2.2	5.9	239	34	0.2
		ひよこ豆のマスタードサラダ	59	153	5.3	6.7	18.4	366	100	0.6
		もやしとピーマンのさんしょうあえ	59	29	0.9	2.1	2.2	53	15	0.2
	酸味で減塩	サラダピクルス	60	48	0.8	0.1	8.3	257	36	0.4
		えのきとわかめの酢いため	61	55	1.7	4.2	5.1	171	55	0.7
		もずくときゅうりの甘酢おろしあえ	61	55	0.4	0.1	12.1	70	11	0.5
		三色酢ナムル	62	107	1.8	7.0	10.5	360	64	0.3
		ごぼうの梅煮	62	23	0.6	0.1	5.3	111	20	0.4

		料理名	掲載ページ	エネルギー (kcal)	たんぱく質 (g)	脂質 (g)	炭水化物 (g)	カリウム (mg)	リン (mg)	食塩相当量（塩分） (g)
塩分控えめの副菜	酸味で減塩	グレープフルーツと大和芋のあえ物	63	100	2.3	0.2	22.8	311	39	0.4
		アボカドとサーモンの酢みそあえ	63	176	4.1	15.0	8.0	494	66	0.4
	うま味・こくで減塩	オクラとなめこの煮浸し	64	21	1.5	0.1	5.1	203	47	0.2
		いんげんとこんにゃくのおかか煮	65	20	1.9	0.1	3.5	155	34	0.3
		マンゴーと三つ葉の白あえ	65	105	2.9	4.1	14.8	206	67	0.4
		春菊とアジのくるみあえ	66	119	5.3	9.7	4.2	201	77	0.2
		かぼちゃのごま煮	66	79	1.9	1.3	15.5	363	54	0.4
		里芋とマッシュルームのアヒージョ	67	370	2.4	36.3	8.3	464	77	0.2
		エリンギとピーマンのフリット	67	82	3.8	1.4	15.0	206	70	0.1
汁物・スープ		沢煮わん	68	39	2.3	2.1	4.4	310	71	0.5
		ボルシチ風スープ	69	98	1.5	6.2	9.9	393	42	0.7
		焼き野菜のみそ汁	69	38	2.5	0.5	7.2	338	61	0.8
		玉ねぎとまいたけのポタージュ	70	83	1.6	6.3	6.8	197	44	0.2
		白菜となめこの酸辣湯	71	52	1.6	2.7	6.2	284	55	0.4
		刻みトマトのエスニック冷製スープ	71	73	1.1	4.2	8.5	279	38	0.4
おやつ・デザート		黒糖かん	72	42	0.2	0	10.9	129	4	0
		大学芋 はちみつゆず風味	72	210	0.5	1.8	49.5	194	24	0.1
		ココナツミルクプリン	73	219	2.0	12.1	29.9	251	50	0
		しょうがのシャーベット	73	47	0	0	12.0	5	1	0

標準計量カップ・スプーンによる重量表(g) 実測値

2017年1月改訂

食品名	小さじ（5mℓ）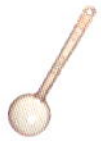	大さじ（15mℓ）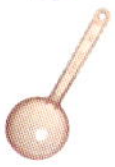	カップ（200mℓ）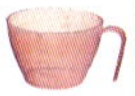	食品名	小さじ（5mℓ）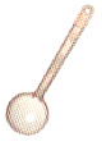	大さじ（15mℓ）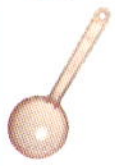	カップ（200mℓ）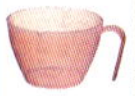
水	5	15	200	トマトケチャップ	6	18	240
酒	5	15	200	ウスターソース	6	18	240
酢	5	15	200	中濃ソース	7	21	250
食塩（精製塩）	6	18	240	オイスターソース	6	18	ー
あら塩（並塩）	5	15	180	ポン酢しょうゆ	6	18	ー
しょうゆ	6	18	230	めんつゆ（ストレート）	6	18	230
みりん	6	18	230	カレー粉	2	6	ー
みそ	6	18	230	粒入りマスタード	5	15	ー
砂糖（上白糖）	3	9	130	顆粒だしのもと（和洋中）	3	9	ー
はちみつ	7	21	280	小麦粉（薄力粉）	3	9	110
ジャム	7	21	250	かたくり粉	3	9	130
サラダ油	4	12	180	パン粉	1	3	40
オリーブ油・ごま油	4	12	180	いりごま・すりごま	2	6	ー
バター	4	12	180	練りごま	6	18	ー
マヨネーズ	4	12	190	米（胚芽精米・精白米・玄米）	ー	ー	170
牛乳	5	15	210	米（無洗米）	ー	ー	180

●ミニスプーン（1mℓ）の重量：しょうゆ……1.2g／食塩（精製塩）…1.2g／あら塩（並塩）……1.0g

STAFF

カバー・表紙・大扉デザイン●鈴木住枝（Concent,inc.）
本文デザイン●中村志保
撮影●向村春樹（will）
スタイリング●ダンノマリコ
イラスト●カワチ・レン、やまおかゆか
編集●清水理絵（will）、小川由希子
DTP●小林真美（will）
校正●㈱文字工房燦光
調理アシスタント●大木詩子
栄養価計算●戌亥梨恵

食事療法おいしく続けるシリーズ

おかずレパートリー 腎臓病

2018年4月1日　初版第1刷発行

著　者　菅野義彦、榎本眞理、検見﨑聡美
発行者　香川明夫
発行所　女子栄養大学出版部
〒170-8481　東京都豊島区駒込3-24-3
電話　03-3918-5411（営業）
03-3918-5301（編集）
ホームページ　http://www.eiyo21.com
振　替　00160-3-84647
印刷所　凸版印刷株式会社

ISBN978-4-7895-1865-9

著者プロフィール

病態監修
菅野義彦（かんの・よしひこ）

医学博士。東京医科大学病院腎臓内科主任教授、同院栄養管理科部長。日本内科学会総合内科専門医・指導医、日本腎臓学会認定専門医・指導医。1991年慶應義塾大学医学部卒業、同大学院医学研究科卒業、米国留学後、埼玉社会保険病院腎センター、埼玉医科大学腎臓内科、慶應義塾大学医学部血液浄化・透析センターを経て、現職。高血圧、腎臓病、血液浄化療法を専門とする。『透析の話をする・聞く前に読む本』（文光堂）、『腎臓病の満足ごはん』『透析・腎移植の安心ごはん』（ともに女子栄養大学出版部）、『腎臓専門医が教える腎機能を守るコツ』（同文書院）著。

栄養指導
榎本眞理（えのもと・まり）

管理栄養士。愛知学院大学心身科学部健康栄養学科 臨床栄養学教授。元東京医科大学病院栄養管理科科長。1990年女子栄養大学大学院卒業後、癌研究会付属病院、北青山病院、杏雲堂病院、東京医科大学病院を経て、現職。患者の人格や価値観を尊重した実践しやすい栄養指導が好評。病院食が栄養指導の生きた教材となり、栄養管理、NSTの優れた治療媒体となるよう、一体化に取り組んでいる。日本病態栄養学会、日本静脈経腸栄養学会、ヨーロッパ臨床栄養代謝学会会員。『腎臓病の満足ごはん』『透析・腎移植の安心ごはん』（ともに女子栄養大学出版部）著。

料理
検見﨑聡美（けんみざき・さとみ）

料理研究家・管理栄養士